SCORPIO

KRISTINA BRODE

Angst als Chance

Diagnose Krebs:
Brücken zur Selbstheilung
und zu einem
neuen Lebensgefühl

Ein Handbuch für Betroffene

Illustriert von Gisela Rüger

SCORPIO

Hinweis des Verlages:
Das Buch nimmt Sie an die Hand und begleitet Sie in schweren Zeiten. Die vorgestellten Übungen sind erprobt und bewährt. Sie sind jedoch kein Ersatz für notwendige medizinische oder psychologische Behandlungen. Die Durchführung der Übungen erfolgt in Eigenverantwortung. Autorin und Verlag übernehmen keine Haftung. Bitte hören Sie die Übungs-CD auf keinen Fall während Autofahrten.

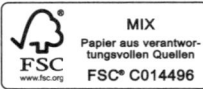

© 2013 Scorpio Verlag GmbH & Co. KG Berlin – München
Umschlaggestaltung und Motiv: Hauptmann & Kompanie
Werbeagentur Zürich
Satz: BuchHaus Robert Gigler, München
Druck und Bindung: GGP Media GmbH, Pößneck
ISBN 978-3-943416-30-5

Alle Rechte vorbehalten.

Nachdruck, Vervielfältigung und Übersetzung, auch auszugsweise, nur mit unserer vorherigen schriftlichen Zustimmung und mit Quellenangabe gestattet.

www.scorpio-verlag.de

Das Buch

- Ein *Mutmach-Buch* für Patienten – damit sie nicht in die Hilflosigkeit fallen, einer der schlimmsten Feinde der eigenen Abwehrkräfte.
- Eine *konkrete Anleitung zur Selbsthilfe und Selbstheilung*, in klaren Schritten, die leicht umsetzbar sind.
- Eine *praxiserprobte ganzheitliche neue Sicht* auf die psychosomatischen und spirituellen Zusammenhänge bei Krebserscheinungen, das heißt eine Hilfe, Sinn zu suchen und zu entdecken, die Heilung durch *Kräfte aus einer zusätzlichen Dimension* zu fördern und Schuldgefühle zu vermeiden.
- Ein *Buch auch für Angehörige und Freunde,* die Patienten begleiten. Sie lernen zu verstehen, wie wichtig es ist, die Selbstheilungskräfte des Patienten zu unterstützen.

Inhalt

1. Warum dieses Buch? 9

2. EIS – Das Einfrieren verhindern 12

Krebsdiagnose – Die Schockstarre beginnt – Erste Hilfe 12
Erstes Geheimnis: »Jasagen« zur Angst 32

3. WASSER – Wieder in den Fluss kommen 44

Gesundheit ist lernbar mit Psychosythese 44
Die Archive 88
Zweites Geheimnis: »Jasagen« zu mir 116

4. DAMPF – Die Leichtigkeit zurückerobern 123

Leben lernen 123
Ich habe ja mich, wenn ich mich brauche! 136

5. PSYCHOSYNTHESE – Spiritualität zum Anfassen 142

Krankheit als »emergency call« – als Notruf der Seele? 142
Drittes Geheimnis: »Jasagen« zu meiner Seelenabsicht 170

Zum guten Abschluss: Das Geschenk der Heilung
oder das Geheimnis der Geheimnisse   175

Nachklang: Interviews mit Lebenden   181

Anhang   195
Literaturhinweise   195
Liste der Blitzhilfen und Übungen   199
Hinweise zu den Übungen   201
Dank   203
Kontakt   205

1. Warum dieses Buch?

»Meine Frau ist nur zu 50 % an ihrem Krebs gestorben, die restlichen 50 % hat die Angst geschafft.« Diese Aussage Bruce Walls, eines Witwers auf der Insel Iona in Schottland, hat mich seit Beginn meiner Arbeit umgetrieben und sie hat sich im Laufe der Jahre und all meiner Erfahrungen zu 100 % bestätigt. Den Krebs zu entfernen und zu behandeln ist Sache der Mediziner. Aber der 50%ige Angstanteil am Sterben kann nicht mit »Stahl und Strahl« entfernt werden. *Es braucht einen neuen Umgang mit der Angst …*

Angst verschwindet nicht durch gut gemeinte Ratschläge und Beschwichtigungen: »Du schaffst das, die Medizin ist heute schon so weit!« Wir alle kennen genügend Beispiele aus unserer Umgebung, die diese Sprüche Lügen strafen, wir sehen immer wieder Menschen sterben an dieser Krankheit.

Noch weniger verschwindet die Angst allein durch die ach so klugen Esoteriker: »Da musst du aber einmal hinschauen, was dir die Krankheit sagen will, was dich krank gemacht hat.« Und schon haben meine ewigen Schuldgefühle, wie falsch ich doch lebe, neue Nahrung.

Auch die gut kaschierte Angst (vor allem bei Männern) unter betont forschem Auftreten und Intellektualisieren wie: »Alle fragen sich, wieso ich? Ich frage mich, wieso nicht ich? Wo doch jeder Dritte inzwischen einmal im Leben Krebs hat«, bleibt nicht ohne Wirkungen.

Die Antwort auf die Frage beim Erstgespräch: »Was war Ihr erster Gedanke nach der Diagnose?«, verrät bereits viel von den eigenen Überzeugungen und Glaubensmustern, nach denen das Leben gestrickt wird. Was glaube ich von mir, was traue ich mir zu, wie ist mein Selbstbild? Dazu ist keine große Test-Diagnostik ist nötig. Wir werden später mehr zu diesen Mustern und ihrer Lösung hören.

Um zu verhindern, dass aus der Angst Hoffnungslosigkeit entsteht, entwickelte ich den Ansatz, mich so bald wie möglich mit den Patienten zu treffen, um sie zu unterstützen.

Meine frühe Idee und Erkenntnis war: Je eher der Patient – also zur richtigen Zeit mit der angemessenen Intervention – begleitet wird, desto weniger wird das Immunsystem heruntergefahren, desto besser sind die Heilungschancen.

Aber wie erfahren Patienten früh genug von den richtigen Hilfsmöglichkeiten? Lange Zeit kamen sie erst in unser Institut, wenn sie ein erneuter Ausbruch oder eine Verschlechterung ihrer Krankheit dazu veranlasste, nun »auch so etwas zu probieren«.

Ich empfand es deshalb als Geschenk des Himmels, als ich 2003 die Vorstandsvorsitzende einer großen Betriebskrankenkasse in einer meiner Managerfortbildungen kennenlernte, die so begeistert von meinem Ansatz war, dass sie sagte: »Genau das brauchen wir für unsere Krebspatienten, wir sollten über ein Projekt nachdenken.« 15 Monate später hatte ich für fast fünf Jahre die Chance, mit Hunderten von Patientinnen im Brustzentrum des Ev. Waldkrankenhauses in Berlin-Spandau am Tag vor ihrer Operation zu sprechen – und die Frauen, je nach Bedarf, während des Krankenhausaufenthaltes bzw. darüber hinaus zu begleiten.

Am Beginn meiner Arbeit mit Krebspatienten stand die Erkrankung meines Vaters. Seine Angst, die er auch männlich standhaft verleugnete, konnte erst nach oben kommen, als der immer so gut aussehende Mann durch die Chemotherapie seine Haare verloren hatte. Ich begann Mittel und Wege der Begleitung zu suchen. 1979 ein aussichtsloses Unterfangen. Sein Umgang mit der Krankheit wurde es, nie mehr darüber zu sprechen. Die Krankheit wurde für ihn nie mehr Thema, und er schaffte es, für weitere 32 Jahre gesund zu bleiben (er starb im letzten Herbst mit 95 Jahren).

Das würde für die Theorie von Ronald Grossarth-Maticek sprechen, wonach die absoluten Verdränger die zweitbesten Überlebenschancen haben. Nur ist in unserem aufgeklärten Informationszeitalter diese absolute Verdrängung schwer aufrechtzuerhalten.

So ist es jetzt nach Abschluss der Projektarbeit in Berlin mein großes Bedürfnis, all die Erkenntnisse oder, besser, die Geschenke der Patientinnen und Patienten aus 29 Jahren weiterzugeben. Die Verbreitung der als wirksam erkannten Hilfen liegt mir am Herzen. Ich möchte damit Menschen Mut machen, sie anregen, Selbstliebe zu praktizieren und sich damit selbst zu heilen.

Dazu soll dieses Buch in die Welt.

2. EIS – Das Einfrieren verhindern

Krebsdiagnose – Die Schockstarre beginnt – Erste Hilfe

»Mein größter Albtraum wird wahr«:
Wie Patienten und Umwelt eine Krebsdiagnose erleben

»Sie meint sicherlich nicht mich, da muss noch jemand hinter mir stehen. Ich drehe mich um und sehe nur die Wand.« Eine junge Frau von 42 Jahren kann es nicht glauben. Sie hatte doch nur etwas stärkere Blutungen – und nun soll es Gebärmutterkrebs sein!

Dieser fassungslose Moment, voller Unglauben, Nichtverstehen. »Das kann doch gar nicht sein!«, ist die Reaktion vieler Patientinnen.

Nur für ganz wenige ist es Bestätigung, fast mit Erleichterung verbunden: »Ich habe doch schon lange gespürt, dass da etwas in meinem Körper nicht stimmt. Nun weiß ich es endlich. Ich bin kein Hypochonder.«

Diesen ersten Gedanken folgt sehr schnell die innere Frage: »Wie lange lebe ich noch?« Krebs wird noch immer mit Sterben gleichgesetzt. Ich wage es aber nicht auszusprechen, nicht zu fragen. Es ist nur eine Frage der Zeit, bis ich jämmerlich sterben werde.

»Jetzt ist es aus, ich stürze ab«, benennt es eine andere Patientin. In den wenigen Minuten rund um die Diagnose kann sich die

Zeit dehnen. Ganze Lebensabschnitte tauchen vor dem inneren Auge auf. Oft wird sogar darüber nachgedacht, welche Dinge vorher noch zu regeln sind.

Erste Selbsthilfe
Wenn Sie dieses Buch zur Hand nehmen, ist die Diagnose wahrscheinlich schon gestellt, die erste Reaktion »ungefiltert« geschehen. Nichts ist aber endgültig – gestellte Weichen können korrigiert werden! Es wird weitere Untersuchungen und Arztgespräche geben, auf die Sie sich vorbereiten können.

Achten Sie zum Beispiel darauf, dass wichtige Gespräche *nie* zwischen Tür und Angel, sondern in einem ruhigen Raum und im Sitzen geführt werden! Beim Sitzen haben Sie die Hände frei und Sie können den Schockgriff anwenden.

> **Blitzhilfe: Schockgriff**
> Lege deine rechte Hand unterhalb des Brustbeines auf das Sonnengeflecht (Solarplexus) und die linke Handfläche in gleicher Höhe auf den Rücken (Nebennieren). Und einfach langsam atmen, atmen, atmen. Du wirst merken, wie du ruhiger wirst, wie sich das Karussell in deinem Kopf langsamer dreht.

Welche Macht haben unsere Annahmen und Erwartungen?
Innerpsychisch wird zu diesem Zeitpunkt das Gedächtnis der Zellen abgefragt. Alles was ich zu großen Stresserlebnissen gespeichert habe wird in Sekundenschnelle abgerufen: Ideen, Erwartungen, Erfahrungen und Überzeugungssysteme.

Der Schock der Diagnose aktiviert uralte Bewältigungsmuster, das heißt Muster aus der Kindheit: Was traue ich mir zu? Was kann ich in meinem Leben bewirken? Je nachdem, wie diese Erfahrungen waren, entstehen Vorsätze oder sich selbst erfüllende Prophezeiungen.

»Wenn das alles gewesen sein soll, dann so nicht einen Tag länger!« Das war der erste Gedanke eines 53-jährigen Mannes, dem Hodenkrebs mit 7,5 kg Tumormasse im Bauch diagnostiziert wurde. Wie es zu Beginn der 80er-Jahre üblich war, wurde ihm gleich die Prognose mitgeteilt: dass er höchstens noch drei Monate zu leben habe, und eine Chemotherapie sei in diesem Stadium eine unnütze Quälerei.

Zu seinem Vorsatz stehend, unterzog er sich der damals härtesten Chemotherapie in der Janker-Klinik in Bonn. Die weiteren Schritte waren: Er kündigte seinen ungeliebten Job bei einem Pharmakonzern, löste sich aus einer Ehe, die schon lange zerrüttet war, weshalb das Haus verkauft werden musste. Und die Verwandten und Bekannten flüsterten hinter vorgehaltener Hand: »Jetzt, wo er bald sterben muss, läuft er noch Amok und zerstört alles.« (Brode, 2010)

Zu dieser Zeit lernte ich ihn kennen. Er wirkte alles andere als ein Abenteurer oder Hasardeur. Ich hätte ihn damals respektlos eher einen feinen Pinkel genannt. Er besuchte unsere allererste Krebsgruppe im April 1985.

Sein neues Leben begann: Er zog in eine Einzimmerwohnung, ging für sechs Wochen in eine Psychosomatische Klinik, die ihm mit einer Schreitherapie viel abverlangte. Und er hat es geschafft: Nach seiner Gesundung erlernte er den Beruf des Heilpraktikers, weil er anderen Krebspatienten helfen wollte. Heute arbeitet er immer noch in seiner Praxis, hatte irgendwann einen Herzinfarkt, den er überlebte. Und er hat wieder geheiratet.

Nach diesem Erlebnis entstand bei mir die Überzeugung: Du musst nur alles radikal ändern, um wieder gesund zu werden. Leider bewahrheitete sich das nicht. So viele Menschen änderten alles und äußerst radikal, und die Krankheit schritt trotzdem weiter fort. Andere richteten sich mit der Krankheit ein oder ignorierten sie und gesundeten.

Für wieder andere wurde die Diagnose zum Todesstoß: »Ich wusste schon immer, ich würde mit 33 an Krebs sterben, meine Mutter ist auch mit 33 Jahren an Darmkrebs gestorben«, sagte mir die 32-jährige Patientin und Arztfrau an ihrem Krankenbett. Ihre eigene Annahme wirkte wie ein Voodoo-Zauber. Ich konnte förmlich zuschauen, wie sie dahinwelkte. Nach der Aussage der Ärzte war ihre Prognose eigentlich gar nicht schlecht gewesen (Brode, 2010).

Welche Macht haben also unsere Annahmen und unsere Erwartungen? Die beiden auf Seite 17 stehenden Diagramme sollen das Geschehen im Kopf (Diagramm 1) und im Körper (Diagramm 2) verdeutlichen.

Der Stressor Krebsdiagnose trifft auf meine Wahrnehmung, wird in Sekundenschnelle im Gehirn mit allen vorliegenden Materialien abgeglichen: mit meinen Erfahrungen (zu Krebs habe ich wahrscheinlich noch keine eigenen Erfahrungen abgespeichert), meinen Ideen (unheilbare Krankheit, gegen die es nichts gibt), meinen Erwartungen (es zu schaffen oder fürchterlich leidend zu sterben) und am wichtigsten, mit meinen Überzeugungssystemen zu dem, was ich bin und kann, was ich mir zutraue.

Bereits in diesem Moment werden durch meine Bewertung des Geschehens die Weichen für die weitere Krankheitsbewältigung entscheidend gestellt. Gelange ich bei meiner Bewertung zu alten, guten Erfahrungen: »Da haben wir aber schon andere Dinge geschafft, das kriegen wir auch noch hin«, oder verfalle ich in Pessimismus und Hilflosigkeit: »Natürlich geschieht so etwas wieder mir, und es ist sowieso hoffnungslos.« Dies entscheidet über das weitere körperliche Geschehen.

Die Bewertung entscheidet auch, ob ich mich an altes, erfolgreiches Bewältigungserleben (Coping) überhaupt erinnere und es abrufe.

Ist meine Bewertung eine hoffnungslose, werden an diesem Punkt körperliche Reaktionen getriggert: Im Gehirn wird ein Gen (CRH) aktiviert, das eine ganze Kaskade von Folgereaktionen stimuliert und am Ende der Kette die Cortisol-Konzentration im Blut erhöht. Also mit einfachen Worten: Die Immunabwehr wird lahmgelegt. Ausgerechnet dann, wenn wir die intakte Abwehr ganz dringend zur Krebsbekämpfung brauchen, wird sie heruntergefahren.

Also lediglich durch meine Bewertungen und Gedanken kann Stress zu negativem Stress mit allen seinen Folgen werden. Die Negativbewertung (zum Beispiel Krebs = Sterben) aktiviert im Gehirn archaische Notfallprogramme und löst eine Kettenreaktion bis in die letzte Zelle aus. Dominoartig werden Botenstoffe und Hormone angestoßen, der ganze Körper ist alarmiert. Da die gesunden Stressreaktionen »Flucht« oder »Angriff«, über die sich die Erregung normalerweise entladen kann, hier weniger oder nicht gelebt werden können, lassen Hoffnungslosigkeit und Hilflosigkeit mein »Ich« einfrieren und erstarren.

Die folgenden Diagramme zeigen das Geschehen sehr abstrakt, aber übersichtlich. Sie machen auch deutlich, wo Veränderung ansetzen muss. Viele Patienten glauben bei der Wahrnehmung: »Ich muss nur positiv denken.« Das greift jedoch zu kurz, weil die alten Muster stärker sind und immer ein unbewusstes Gegenprogramm fahren werden. Stattdessen muss ich neue Erfahrungen machen, alte Muster löschen, um zu neuen Bewertungen und einem gesundheitsdienlicheren Verhalten zu kommen.

Die unten stehenden Diagramme zeigen den Wirkansatz des Programms auf Stressverhalten und den Körper.

Stressmodell

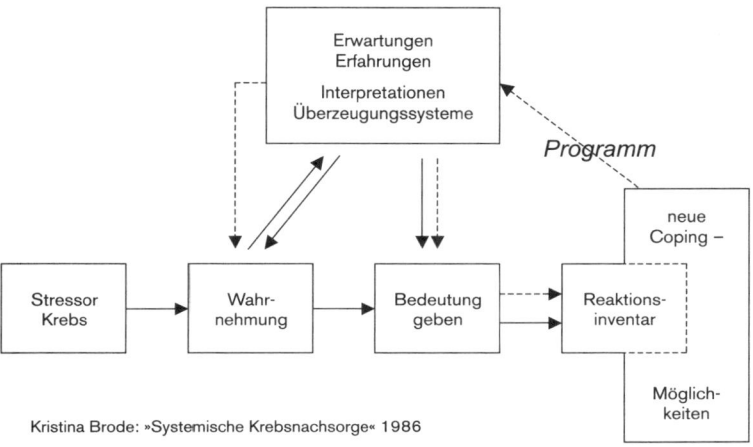

Kristina Brode: »Systemische Krebsnachsorge« 1986

Das zweite Diagramm zeigt den Effekt des Stresses auf der körperlichen Seite.

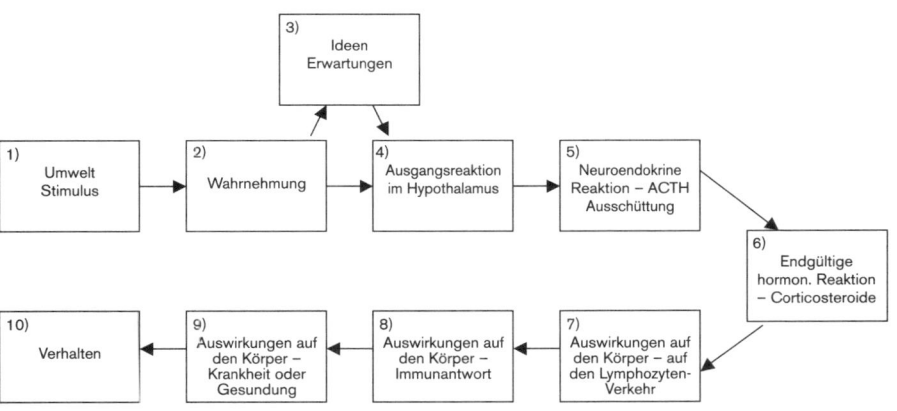

A. J. CUNNINGHAM: Mind, Body and Immune Response. In: R. Ader, Psychoneuroimmunology 1981
übersetzt von Dr. Kristina Brode

Zusammenfassend könnte man sagen: Gesundheit oder Krankheit entstehen im Gehirn.

> **Blitzhilfe: Tresorübung**
> Du gehst innerlich auf Abstand. Hier handelt es sich doch um einen Film, um einen Diagnose-Film. Du bist der Regisseur. Du hast es in der Hand, du kannst den Film so oder so drehen. Du kannst dich vielleicht noch nicht entscheiden, welche Lösung du haben willst. Also nimmst du die Aufnahme und legst sie erst einmal in einen Tresor, bis du zum Weiterarbeiten bereit bist.

Worte, die verletzen – Worte, die heilen
Die Art und Weise der Diagnoseübermittlung hat also einen immensen Einfluss auf uns. Sie kann unterstützend und sogar heilsam sein – oder vernichtend und krank machend. Es gibt inzwischen Untersuchungen zum Noceboeffekt (lat. *nocebo* = »ich werde schaden«), diesem krank machenden Effekt, der zum Beispiel auch durch Worte ausgelöst werden kann. Negative Erwartungen werden zur »selbsterfüllenden Prophezeiung«. Dies ist der Gegensatz zum Placeboeffekt, bei dem positive Erwartungen und Glaube heilen können.

Nun kann ich es mir meistens nicht aussuchen, wie mein Gegenüber mir die bittere Wahrheit nahebringt. Wenn das Gespräch mitfühlend und mit positiver emotionaler Energie aufgeladen ist, schafft es neue, positive Verknüpfungen in meinem Gehirn. Soll die Kommunikation von Herz zu Herz gehen, muss der Arzt im wahrsten Sinne auf Herzhöhe gehen. Er muss sich hinsetzen, damit die Resonanz geschehen kann. Hoffnung lassen heißt dabei nicht, dass der Arzt die Unwahrheit sagen muss. Es wird nur jedem Wunder Raum gegeben. Mir persönlich fällt es nicht schwer, an Wunder zu glauben, weil ich in meiner langen Tätigkeit so viele Wunder schon erlebt habe!

Untersuchungen an Prostatakrebspatienten (Klippel) haben

diese Reaktionen bewiesen: Sobald gute, empathische Gespräche mit Lösungsversuchen geführt wurden, veränderte sich das Hormongeschehen zum Positiven. Eine Gruppe von Forschern um A. Rosengren an der Universität Göteborg ging sogar noch weiter: Sie untersuchten die Lebensdauer von Patienten. Je länger und häufiger das auslösende Gen für die Abwehrunterdrückung aktiviert wurde, desto kürzer war sie. Gute Worte, Beziehungen und Hoffnung hingegen verlängerten die Lebensdauer.

> **Blitzhilfe: Schutzhülle**
> Während du vor dem Arzt sitzt, begib dich unter eine Schutzhülle. Stelle dir eine Sonne einen halben Meter über deinem Kopf vor. Von dort ziehst du das Sonnenlicht wie einen goldenen Lichtmantel über dich, der dich ganz umschließt, wie Blumen, die in einer Cellophanhülle stecken: vom Kopf bis zu den Füßen.
> »Ganzkörperkondom« haben die Patientinnen diese wirkungsvolle Schutzhülle respektlos, aber ihre Funktion genau bezeichnend, genannt. Man ist zwar noch da und hört alles, aber es »haut nicht mehr rein«.

Sie können es sich ja nicht aussuchen, wer Ihnen die Diagnose eröffnet – wie einfühlsam oder grob Sie mit der »Wahrheit« konfrontiert werden. Aber Sie können sich schützen!
 Und: Sie können es sich aussuchen, wie *Sie* mit sich reden!

Vorsicht! Das Unterbewusste hört mit!

Unser Unterbewusstsein können wir uns wie ein Kind vorstellen: Es glaubt erst einmal alles, es nimmt alles wörtlich, es befolgt recht unschuldig alle Anweisungen, merkt sich alles. Es ist aber auch so leicht zu verletzen, wird misstrauisch und zieht dann seine eigenen Schlüsse. Bis hin zu: Nun gut, wenn niemand nach meinen Bedürfnissen schaut, kann ich auch wegsterben. (Wie Kinder, die sich ausmalen, wie sie ihre Eltern bestrafen, die sie erst dann endlich richtig sehen werden, wenn sie nicht mehr da sind.). Negationen bergen die große Gefahr von Missverständnissen, wie sie nur bei Kindern entstehen können.

Fallbeispiel
Eine Sozialarbeiterin, 58 Jahre alt, Vollzeit berufstätig, alleinerziehend, schien ihre Erkrankung regelrecht zu genießen. Die Operationswunde wollte sich einfach nicht schließen. Sie thronte dabei wie eine Königin im Bett. »Es ist die schönste Zeit meines Lebens. Endlich kümmern sich mal alle um mich. Bis jetzt war ich immer nur für die anderen da. Nun bin nur ich wichtig. Eigentlich könnte es so noch zwei Jahre weitergehen, dann kann ich die Rente einreichen.« Es bedeutete eine Menge Arbeit, bis sie sich der Gefahr solcher Wünsche gewahr wurde. Die Einsicht von ihr war dann: »Sie haben recht. Ein bisschen Krebs ist wie ein bisschen schwanger. Damit kann ich keine zwei Jahre mit Warten verbringen.«

Um die inneren Selbstgespräche und Selbstprogrammierungen zu verändern, arbeiten wir mit Affirmationen, das heißt mit positiven Bestätigungen.

Wenn das Unbewusste wie ein Kind reagiert, dann liebt es auch Rituale. Gutenachtgeschichten verlangt ein Kind wieder und wieder zu hören. Und es wird die kleinste Veränderung bemängeln. Durch die Wiederholung des immer Gleichen wird beim Kind Sicherheit aufgebaut.

Wenn wir uns also positive Programmierungssätze zu unserer Genesung sagen, werden »Spurrillen« gezogen, werden neue neuronale Verschaltungen angelegt.

Dabei kann ich mir selbst das geben, wovon ich vielleicht nie genug bekommen habe: zum Beispiel liebevolle Zuwendung und Wertschätzung. »Es ist nie zu spät, eine glückliche Kindheit zu haben«, heißt es spöttisch auf einer Postkarte, die ein Kleinkind im Laufstall zeigt. Welch große Wahrheit steckt dahinter!

Hirnforscher haben den Begriff der »Spiegelneuronen« geprägt. Hier wird das Phänomen beschrieben, dass allein durch unsere Vorstellungsbilder Nervenzellen (Neuronen) der korrespondierenden Gehirnareale aktiviert werden, so als würden wir die Vorstellung in der Realität erleben (Bauer, 2007). Ganz ähnlich müssen wir uns die Wirkung der positiven Sprache vorstellen. Spreche ich über meine Hand, wird das Handareal im Gehirn aktiviert. Sage ich mir: »Meine gebrochene Hand ist heil und voll funktionsfähig«, gebe ich diese positive Information an die richtige Stelle.

Diese positiven Programmierungen und Visualisierungen sind seit vielen Jahren in der Sportpsychologie als »Zielvorwegnahme« bekannt. Der Sportler programmiert sein Gehirn auf Sieg, indem er sich u. a. schon auf dem Siegertreppchen sieht.

Immer muss ich mir die Programmierung in der vollendeten Gegenwart aufsagen: »Ich bin kraftvoll und gesund.« Niemals sollte ich das Geschehen in die Zukunft versetzen, wie: »Ich werde gesund« oder »Ich würde gerne gesund werden«. Auch Verneinungen stoppen den Prozess: »Ich habe keinen Krebs mehr«, könnte vom Unterbewusstsein missverstanden werden.

»Wir mogeln uns vom Schein zum Sein«, sagt Joan Borysenko sehr treffend. Damit das Sein schnell folgt, kann uns die unten stehende Übung zur Gedankenkontrolle immer wachsamer werden lassen für das, was wir uns selbst erzählen und wohin wir unserer Energie investieren.

> **Blitzhilfe: STOPP – Gedankenkontrolle**
> Beobachte dich einmal selbst. Am besten in der Zeit vom Klingeln des Weckers bis zum Frühstück. Registriere einfach ohne Wertung, ohne in die Gefühle hineinzugehen:
> › Was habe ich gedacht? Wo bin ich mit meinen Gedanken? Bei dem, was gestern nicht gelaufen ist? Was ich anderes hätte sagen oder machen sollen?
> › Oder mehr bei dem, was mich gleich erwartet?
> › Oder denke ich ganz etwas anderes?
> › Genieße ich meine Dusche oder mein Frühstück, sehe ich das Wetter?
>
> Wenn ich 100 % Energie für den ganzen Tag zur Verfügung habe:
> › Zu wie viel Prozent hänge ich in der Vergangenheit fest?
> › Zu wie viel Prozent eile ich den Ereignissen schon voraus?
> › Was bleibt an Energie für den heutigen Tag übrig?
> › Sage ich mir immer mal wieder am Tag: Stopp?
> › Wo bin ich gerade?
> › Was sehe ich um mich herum?
> › Wie sieht mein Hier und Jetzt wirklich aus?

Vom richtigen Zeitpunkt – die Rolle der Zeit im Krankheitserleben

Lassen Sie sich nicht einreden, dass Sie Ihre Krankheit verdrängen oder sie ignorieren, wenn Sie sie erst einmal seelisch »wegpacken«. Sehr schnell wird Ihnen von außen das Gefühl vermittelt: »Mit mir ist etwas nicht in Ordnung, wenn ich mich nicht dauernd mit dem Krebs beschäftigen will, wenn ich ihm nicht gleich mit Psychotherapien zu Leibe rücken will.« Im schlimmsten Fall werden Ihnen psychologische Diagnosen übergestülpt und neue »Nicht-richtig-sein-Gefühle« damit provoziert.

Wir alle besitzen in traumatisierenden Situationen einen so wunderbaren Mechanismus unseres Gehirns, eine innerpsychische Schutzschicht, die uns vor seelischer Überlastung bewahrt. Schmerz und Verlust werden erst einmal ausgegrenzt, wie zeitweilig vergessen, um weiterleben zu können. Die Schicht schützt davor, alles immer zu bedenken, bis zum Ende weiterdenken zu müssen. In der Traumapsychologie (Fischer) spricht man von einer »Traumamembran«. Ich habe diese Schicht 1986 mit der »autistischen Schale« des Neugeborenen verglichen: ein Schutz, der das Baby vor Reizüberflutung bewahrt. Wie beim Neugeborenen öffnen sich diese Filter nach circa vier bis sechs Wochen.

Es ist, als ob ich wissen würde und doch nicht weiß. Die ganze Tragweite des Geschehens verschwindet immer wieder aus dem Bewusstsein. Das ist die Zeit, die viele Ärzte verzweifeln lässt: »Ich habe ihr schon drei Mal gesagt, was sie hat, und sie sagt, sie weiß es nicht.«

Eine Studie zur Patientenzufriedenheit belegte, dass 70 Prozent der Krebspatientinnen später behaupteten, im Diagnosegespräch nicht gut informiert worden zu sein. (PASQOC Studie). Vor dem Hintergrund der obigen Annahmen wird diese Aussage plausibel.

In seinem Buch *Auf dem Wege der Besserung* lässt Carl Simonton (1993) meine Ergebnisse zu den Zeitstufen der Krankheitsbewältigung (Chronopsychologie) noch einmal Revue passieren. Ihm ist es besonders wichtig, dass auch Angehörige und Freunde darum wissen und nicht mit gut gemeinten Ratschlägen oder Büchern zu früh zu weiterer Überlastung beitragen. Es reicht vollkommen zu erwähnen, dass es Hilfen gibt, und dann zu warten, bis der Patient selbst danach verlangt.

Wenn nun die Zeit beim Filtern von Erfahrungen eine so große Rolle spielt, dann gibt es für alles den richtigen Zeitpunkt: für Informationen und für Interventionen und für neue Erfahrungen. Speziell tageszeitliche Rhythmen (circadiane Rhythmen) spielen für viele Körpervorgänge und seelische Vorgänge eine große Rolle. Gestörte Rhythmen zeigen sich recht früh – vor allem in den sensiblen Bereichen des Schlaf- und Wachzyklus, mit all seinen Auswirkungen. Schlafstörungen sollten deshalb mehr Beachtung erfahren und ihre Ursachen abgeklärt und möglichst abgestellt werden.

Unsere Hormonzyklen haben großen Einfluss auf unser seelisches Erleben und sie sind tageszeitabhängig. Die »Circadiane Stressachse« (also die Stressachse »rund um den Tag«) ist ein Begriff dafür. Am Vormittag schüttet der Körper verstärkt Cortisol aus, ein Hormon, das unseren Stoffwechsel ankurbelt. Gelangen große Mengen des Hormons ins Blut, dämpft es unser Immunsystem. Wenn nun ein starkes Stresserleben (zum Beispiel eine bedrohliche Diagnose) in dieser Zeit auf uns zukommt, sind wir total überfordert. Ja, es wurde sogar beobachtet, dass die Merkfähigkeit, der Gedächtnisspeicher der Patienten beeinträchtigt wurde. Die Stressachse ist ein periodisches Geschehen, das im Tagesverlauf zwischen Stress und Heilungsbereitschaft pendelt (Bauer, 2004).

Ich konnte mir lange Zeit nicht erklären, warum meine Abendgruppen so viel nachhaltigere Ergebnisse und Veränderungen bewirkten, als die Vormittagsgruppen, die oft über einen netten Kaffeeplausch nicht hinausgingen. Ebenso machte ich die Erfahrung, dass sich eine tiefere Beziehung und ein tieferes Verstehen anbahnten, wenn unser Erstkontakt, das erste Gespräch am späten Nachmittag oder gegen Abend stattfand. Ich schob es anfangs einfach auf die Ruhe im Krankenhaus, wenn die Besucher nach Hause gegangen waren. Nun schien sich eine neue Erklärung dafür abzuzeichnen.

Diese »Zeitfenster« der Psyche zu nutzen lässt Kommunikation »ankommen«. Die Patientinnen können dann überhaupt erst hören und verstehen und erleben das Gesagte nicht als zusätzliche Belastung.

Die Stressachse mit ihrem Rhythmus einzubeziehen könnte Diagnosen und Behandlungen erträglicher und effektiver machen. Man weiß schon lange aus vielen Studien, dass zum Beispiel die Wirkung und Stärke einer Chemotherapie von circadianen Rhythmen abhängig ist. Die Behandlungszeiten dahingehend zu verändern, würde allerdings den gewohnten Praxis- und Krankenhausalltag stören!

Die Krebsdiagnose ist sicherlich dazu angetan, uns aus unserer Achse, aus unserer Mitte zu werfen. Unser Ziel hier ist es, die Achse wieder zu justieren, wieder ins Lot zu kommen, die Uhren neu zu stellen, sich wieder auszurichten und aufzurichten, um den eigenen, inneren Rhythmus wieder zu finden. »Die Ordnungen der Liebe im Körper wiederherzustellen« ist in Anlehnung an einen Buchtitel von Bernd Hellinger ein Ziel in unserer Arbeit. Dazu gilt es, mit der Seelenzeit zusammenzuarbeiten. Der Seele und ihren Bedürfnissen im richtigen Moment wieder zu lauschen. Das braucht manchmal einfach Geduld und liebevolles Hinhören. »Die Seele hat ihre eigene Zeit, und das ist nicht die Krankenhauszeit!«, sagte Michael Wirsching, Professor für Psychosomatische Medizin in Freiburg vor langer Zeit in einem Radiointerview.

Wenn nach circa sechs Wochen die »Jalousien« wieder hochgehen, ist plötzlich ein großes Informationsbedürfnis bei den Patienten zu spüren. Es ist wichtig, dass sie vorher Beziehungen aufbauen konnten, Anlaufstellen gefunden haben, wo sie sich verstanden fühlen. Ein tragfähiges Band musste geknüpft werden: Wo werden meine Fragen beantwortet? Wer hilft mir weiter? Die meisten der frühen Fragen verlangen Information, haben mit den Behandlungen, deren Folgen und mit allerlei Ängsten zu tun. Aber an erster Stelle steht immer die Frage: Was kann ich selbst tun? Wie kann ich mir wieder vertrauen?

Was kann ich selbst tun, damit ich gesund werde oder bleibe?

Studien aus den 70er-Jahren zur erlernten Hilflosigkeit (Seligman) mit Altersheimbewohnern haben gezeigt, wie schon kleinste Ansätze von Möglichkeiten der Kontrolle über das eigene Leben den untersuchten Menschen neue Lebenskraft gaben. Es waren dabei einfache Dinge, die sie zu entscheiden hatten, wie: »Wollen Sie Grünpflanzen in Ihrem Zimmer oder nicht? Wollen Sie sie selbst gießen oder nicht?«

Entscheidungsmöglichkeiten zu haben, Eigeninitiativen der Patienten zu unterstützen (»Soll ich dies oder jenes essen? Soll ich Enzyme nehmen?«) geben das Gefühl der Einflussnahme zurück. Die falscheste Reaktion der Ärzte ist dann oft: »Lassen Sie es sich gut gehen. Das ist alles nicht belegt. Das ist nur Geldschneiderei.« Die Patientin hört nur: »Ich soll es mir gut gehen lassen«, und interpretiert: »Also mache ich es nicht mehr lange.«

Aber was muss ich tun, um mit zunehmender Sicherheit zu wissen, was mir wirklich guttut?

Wie kann ich mir selbst zuhören? Wie kann ich mein inneres Wissen anzapfen?

Um den eigenen Körper zu befragen, helfen am besten kinesiologische Tests. Damit kann ich herausfinden: Was tut mir gut? Was ist nicht gut für mich? Also einfache »Ja«- oder »Nein«-Fragen beantworten.

Hier will ich Ihnen eine Möglichkeit der Selbsttestung vorstellen. An anderer Stelle wird später noch der Waagetest als Möglichkeit gezeigt, mit der Weisheit des Körpers Verbindung aufzunehmen.

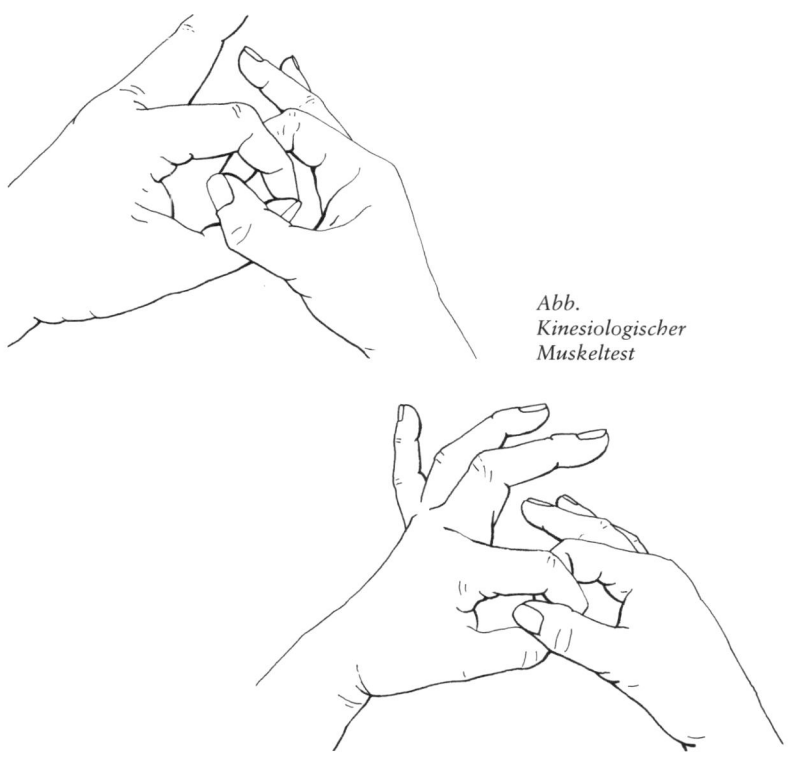

*Abb.
Kinesiologischer
Muskeltest*

Blitzhilfe: Kinesiologischer Muskeltest
Trinke ein Glas Wasser. Dann führe Daumen und Zeigefinger deiner Hände zusammen, sodass sie jeweils einen Ring bilden. Verbinde die beiden Ringe ineinander und stelle deine Frage, die mit Ja oder Nein zu beantworten sein sollte. Und nun versuche die Ringe auseinanderzuziehen. Ein starker Muskel, der sich nicht trennen lässt, zeigt ein »Ja«. Wir bleiben stark, unser Körper scheint zuzustimmen. Lassen sich die Ringe dagegen auseinanderziehen, schwächt uns irgendetwas und der Körper gibt sein »Nein«.

> Du kannst auch einfach »Ja« oder »Nein« denken und prüfen, ob der Muskel stark bleibt oder nachgibt. Er sollte sich bei »Nein« öffnen lassen. Um sicherer zu werden, kannst du testen: »Ich heiße ...«, und deinen Namen sagen. Der Muskel müsste stark bleiben. Sagst du hingegen: »Ich heiße...«, und nennst einen falschen Namen, müsste der Muskel schwach reagieren und damit »Nein« signalisieren.
>
> Nun kannst du beginnen abzufragen, was du brauchst. Du kannst Zigaretten oder Zucker oder Kaffee in deinen Schoß legen und dir dein eigenes Körperfeedback abholen. Es ist natürlich auch möglich, dass eine andere Person für dich testet.

Im ersten halben Jahr nach der Diagnose steht nur der Körper im Vordergrund. Er ist damit beschäftigt, die Narkosegifte auszuscheiden und belastende Behandlungen, wie eine eventuelle Chemotherapie und/oder Bestrahlung zu verkraften. Er braucht Ihre ganze Aufmerksamkeit.
Und Sie können sich nur fragen:
› Was kann ich meinem Körper Gutes tun?
› Wie kann ich mich verwöhnen und verwöhnen lassen?
› Wie kann ich meinen Körper bei der Heilungsarbeit unterstützen?
› Was könnte ein erster winziger Schritt sein, um gut zu mir zu sein?

Wie kann ich das »gefrorene Ich« wieder auftauen?
Während kurzfristiges Wegpacken der Ängste und Probleme erlaubt ist (s. »Blitzhilfe: Tresorübung«), lässt es unsere Psyche meistens nicht zu, dass wir uns gar nicht mehr darum kümmern. Das Wegpacken sollte nicht wirklich ein Dauerzustand werden. Die Ängste sind nur in tiefere Schichten des Bewusstseins gerutscht und werden sich immer wieder bemerkbar machen.

Hatten die Patienten zu Beginn der Erkrankung nicht das Glück, die richtigen Hilfsangebote zu entdecken oder einfach auf sie zu stoßen, ist die Gefahr groß, dass sie in die Haltung rutschen: »Reden wir nicht mehr drüber, es wird schon gut gehen.« Die Ängste verlieren damit aber nicht ihre Macht.

Wichtig ist jedoch, Verdrängung und Heilungsüberzeugung zu unterscheiden. Von Simonton wird in *Wieder gesund werden* ein Beispiel beschrieben, in dem ein Patient und seine Ehefrau von einer erfolgreichen Operation überzeugt waren. Die Ärzte, die ihn operierten, hatten allerdings nichts mehr für den Patienten tun können, ihn eigentlich nur geöffnet, nachgeschaut und zugenäht.

Als dieser Mann acht Jahre später an einer anderen Erkrankung im selben Krankenhaus stirbt, bedankt sich die Ehefrau bei den Ärzten für die geschenkten acht Jahre, die sie durch die gelungene Krebsoperation mit ihrem Mann noch verbringen konnte. Eine Obduktion zeigte, dass der damals als unheilbar angesehene und nicht operierbare Krebs restlos verschwunden war. Wenn also die Überzeugung und der Glaube an die Heilung tief genug sind, kann man nicht mehr von Verdrängung sprechen (Simonton, 2007).

In jedem Fall hat die Krebsdiagnose eine stark traumatisierende Wirkung. Sie erfüllt für mich vollständig die Definition von Trauma, wie sie Fischer und Riedesser aufgestellt haben:
»Ein Trauma ist eine dauerhafte Erschütterung des Selbst- und Weltbildes.«

Um mit dieser Erschütterung ohne Hilfe fertig zu werden, bin ich gezwungen, die traumatische Erfahrung aufzuspalten und wegzupacken. Ich spalte sie auf in erstens, das Bild der Situation und zweitens, in das in dem Moment vorherrschende Gefühl. Bild und Gefühl werden voneinander getrennt aufbewahrt. Der dritte Teil, die Bedeutung, die ich dem Ganzen gebe, wird ebenfalls getrennt gespeichert.

Nun heißt das aber nicht, dass der Fall damit erledigt ist. Zu jeder Nachuntersuchung steigen panische Ängste auf, oder die Untersuchungen werden ganz unterlassen. Unbewusst melden sich diese Anteile immer wieder. Ich sehe und erlebe sie vielleicht im Außen: Es passiert etwas, das mich wieder erinnern lässt. Ich leide eventuell unverhältnismäßig stark mit anderen Betroffenen mit, oder es geschieht das Gegenteil, ich ziehe mich von ihnen zurück, weil ich es einfach nicht aushalten kann. Selbst Gerüche aktivieren das Trauma oft wieder. Etwas meldet sich zurück, will gesehen und erlöst werden. Es gibt so etwas wie eine Vollendungstendenz. Ein lebensgeschichtliches Geschehen will zum Abschluss gebracht werden.

Spätestens bei einem Rezidiv oder einer Wiedererkrankung wird an dieser inneren Eiszeit gerüttelt. Etwas zwingt mich dann, mich mit mir zu beschäftigen, nach mir und meinen Bedürfnissen zu schauen.

Eine gute, kurze Intervention (zwei bis drei Stunden) mit einem traumapsychologisch geschulten Helfer kann das Eis schmelzen lassen. Nicht brechen, sondern auftauen lassen, ist das Ziel.

Dazu werden die abgespaltenen Anteile wieder zusammengesucht, verbunden und ins Leben integriert. Die Trauer hat zeitweilig Raum, und der Patient bekommt den Anschub, weiter zu wachsen in eine gesunde Richtung, in Richtung Heilung.

Blitzhilfe: Auftanken durch gelenkten Atem
In beängstigenden Situationen kann ich mir immer sehr schnell helfen, indem ich mich mit der Aktivierung einiger Druckpunkte am Körper durch die Atmung in die Ruhe bringe. Von Prof. Dr. Dr. Walter Niesel, einem Physiologen und Physiker, früher Universität Bochum, stammt die Übung, Atem und Energie zu lenken.

Mit sanfter Berührung einiger Körperpunkte wird die Atmung gelenkt. Der wichtigste Punkt bei Angst befindet sich direkt unter der Nase oberhalb der Oberlippe. Lege auf diese Stelle sanft die Fingerkuppen der drei mittleren Finger (Zeige-, Mittel-, Ringfinger) beider Hände. Warte, bis die Atmung sich völlig ruhig anfühlt und ganz gleichmäßig geht.

Siehe hierzu die folgenden Abbildungen.

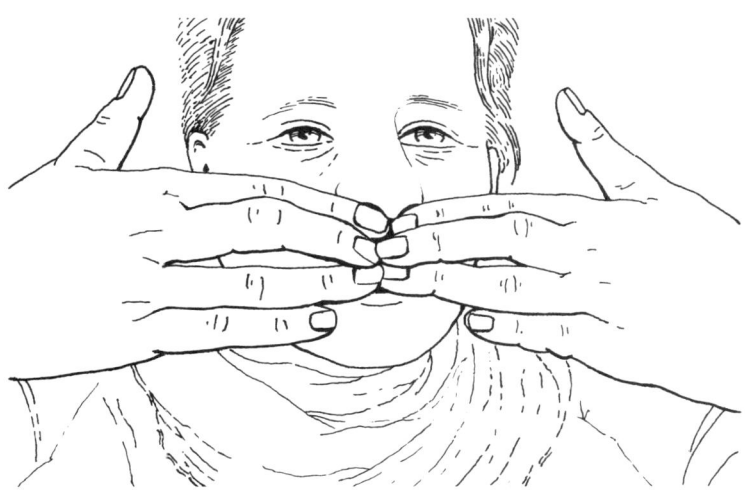

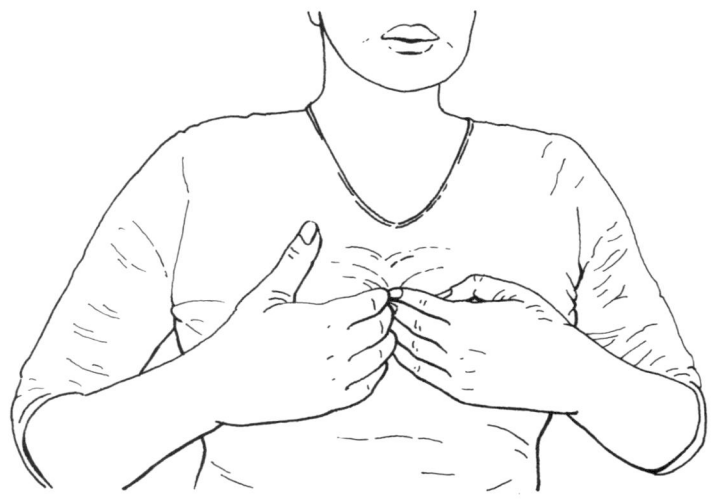

Zur Aktivierung der Abwehr berührst du den Thymuspunkt (die Stelle auf dem Brustbein, die Tarzan immer klopft), indem du Zeigefinger, Mittelfinger, Ringfinger beider Hände auf die Stelle legst. Ganz sanft ohne Druck. Beobachte und fühle, wie sich auch diese Stelle mit dem Atem »auffüllt«, die Atmung nach einer Weile ganz ruhig wird. Du kannst die Übungen immer dann wiederholen, sooft du daran denkst. Sie tun dir in jedem Fall gut, weil sie dich ruhig werden lassen und du wieder bei dir ankommst.

Erstes Geheimnis: »Jasagen« zur Angst

»Es ist in Ordnung, in dieser Situation Angst zu haben. Wenn Sie keine Angst hätten, würde ich mir Sorgen machen um Sie. Das wäre nicht normal.« Diese kurzen Sätze des Fachpersonals erlauben der Patientin ihre Gefühle: »Ich bin in Ordnung, auch wenn ich Gefühle zeige, wenn ich weine. Ich darf mich mit meinem Kummer den anderen zumuten.«

Ausgerechnet das Zulassen der Angst erzeugt Mut, den Mut, zu mir zu stehen. Denn mir zuzugestehen: »Ja es ist furchtbar schlimm, und ich leide, weil ich noch keinen Ausweg sehe«, öffnet uns und unsere Angehörigen für ehrliches Mitgefühl. Das Notfallprogramm des Gehirns, durch die Angst in Starre (in seltenen Fällen auch in den Angriff) zu gehen, wird durch den Aufbau von Vertrauen gelöst. Vertrauen ist der Gegenpart zur Angst.

Nichts ist schlimmer, als in dieser Situation hochaufgerichtet der Visite gegenüberzusitzen und Wohlbefinden zu heucheln. Die Fassade zu wahren kostet Sie so viel Energie. Sie nehmen dann sich und Ihren Schmerz nicht ernst. Ich hatte oft den Eindruck, dass diese Patientinnen dann auch vom Personal nicht ernst genommen wurden.

Natürlich sind Sie nicht unbedingt die bequemste Patientin, wenn Sie Ihre Angst zeigen. Ihr Weinen ist nicht vorgesehen. Am liebsten schnell abstellen, es beunruhigt, stört den Krankenhausalltag. »Was sollen wir jetzt mit ihr machen?«, fragt sich das ganze Schwesternzimmer. Einige begnadete Schwestern, die sich trauen, einfach ihrem Herzen zu folgen, sind ein Geschenk des Himmels. Bei der Mehrheit des Personals wird Unsicherheit ausgelöst. Der Umgang mit Seelenschmerz und Weinen ist immer noch kein Ausbildungsgegenstand. Es wird einfach vorausgesetzt, dass man das als Krankenschwester oder Pfleger beherrscht.

Dabei reicht es, die Patientin zu berühren und das eigene Berührtsein nicht zu verstecken. Eine Hand auf den Arm zu legen oder einfach die Hand zu halten, gibt Halt. Es ist noch nicht einmal nötig, die Patientin in den Arm zu nehmen (was von den Familienmitgliedern natürlich sehr hilfreich ist). Ihr zu bestätigen: »Es ist aber auch schlimm, und ich kann so wenig tun, aber ich bin bei dir«, reicht als ehrliches Mitgefühl.

Anne-Marie Tausch, Diplompsychologin und selbst Krebsbetroffene, die während ihrer Erkrankung in den frühen 80er-Jahren ihren Bestseller *Gespräche gegen die Angst* schrieb, benutzt ein Zitat als Untertitel: »Es hat mich bereichert, dass ich die Angst vor der Krankheit zuließ, und sie sich dann umwandelte in Gelassenheit.«

Für das beschriebene selektive Wahrnehmen und Hören und Erinnern oder Nichterinnern folgt nun ein Beispiel.

Eine Patientin berichtet

Frau R. K., 65 Jahre alt, verheiratet, eine Tochter, hatte vor einer Woche die Diagnose Brustkrebs erhalten und war nun im Krankenhaus zur Operation. Wobei noch nicht feststand, ob brusterhaltend operiert werden könnte. Im Gespräch mit ihr geht es wie mit allen Patientinnen darum, was ihr Leben lebenswert macht. »Wofür wollen Sie weiterleben?«, frage ich sie. Und dann bitte ich sie, sich an möglichst viele Situationen zu erinnern, in denen sie schon ihre Stärke bewiesen hat. Alles, an was sich die Patientin kurze Zeit später und, wie sie behauptet, bis heute erinnert, sind lediglich ihre Gefühle der Erleichterung, die übrig geblieben sind. Eigentlich erinnert sie sich sogar genau daran, wie und wo sie am Körper die Erleichterung gespürt hat.

Hier ihre eigenen Worte:

»Ja, wenn ich so zurückdenke, werden die Erinnerungen an diesen Tag wieder so richtig wach. Ich war voller Unruhe und Angst vor der OP am 19. Juli 2007. Was wird wohl werden? Werde ich wieder gesund? Ich konnte an nichts anderes mehr denken – ich wollte einfach nur allein sein (ich hatte ein Einzelzimmer).

Abends dann, so gegen 19 Uhr, bekam ich Besuch von Dr. Kristina Brode, der Psychoonkologin des Krankenhauses. Wir unterhielten uns mehr als eine Stunde lang über Gott und die Welt. Ich weiß eigentlich nur noch, dass auch über meine Familie gesprochen wurde. Ich habe wohl auch gefragt, ob ich wieder Tennis spielen können werde. Als sich Frau Dr. Brode verabschiedete und mir alles Gute für die OP wünschte, fühlte ich mich total erleichtert. Es war, als fielen mir viele Zentner von meinen Schultern. Ich war auch plötzlich ganz ruhig, sah der OP völlig gelassen und cool entgegen. Ich war mir plötzlich sicher, dass ich wieder gesund werde. Ich hatte das Gefühl, der Himmel hat mir Kristina Brode geschickt. Es war wie ein Wunder! Dieser Tag hat mich auch ein halbes Jahr später dazu bewogen, an der systemischen Krebsnachsorge von Dr. Kristina Brode teilzunehmen. Auch hier, so meine ich, mit großem Erfolg für mich.«

Ein besseres Beispiel, wie unsere inneren Jalousien wirken, kann man sich nicht vorstellen. Obwohl wir ein ganz sachliches Gespräch führten, blieben nur die Gefühls- und Körperreaktionen im Gedächtnis erhalten und bis heute gespeichert. Die Last, die ihr von den Schultern fiel, die Leichtigkeit und die Sicherheit: Ich werde gesund.

Meine *uneingeschränkte Zugewandtheit* hatte es ermöglicht, dass in so kurzer Zeit zwischen uns ein tragbares Vertrauensband entstanden war, mit einer wie auch immer gearteten Sicherheit. Hier werden Sie stets das Argument hören, wer hat im Krankenhaus schon Zeit, sich eine Stunde mit einer Patientin zu unterhalten? Das stimmt, die Zeit hat kaum jemand. Aber viele Untersuchungen haben gezeigt, dass es keine Frage der verbrachten Zeit ist, sondern der Intensität. Wenn ein Arzt sich hinsetzt, auf Augenhöhe zum Patienten geht, werden 40 Sekunden Aufmerksamkeit wie drei Minuten erlebt, und Angstgefühle reduzieren sich.

Übungen als Wege aus der Angst
Warum diese Übungen?
Den Einfluss unseres Geistes, das heißt unserer Gedanken, Annahmen, Vorstellungen und Glaubenssätze bis tief ins Körpergeschehen, bis in die letzte Zelle haben wir oben mehrfach erläutert. Wir wissen, dass sich unser Geist durch unseren Körper Ausdruck verschaffen will, in Bildern oder symbolisch. Dass er für den Symbolausdruck sogar den Körper und die Organe und

schließlich unsere Krankheiten benutzt. Er will sich mitteilen, will gehört und verstanden werden. Also müssen wir *mit dem Körper reden lernen.*

Mit inneren Bildern und geführten Fantasiereisen kann ich für Entspannung in meinem Körper sorgen, Schmerzempfindungen verändern, ja sogar die Immunabwehr anregen. Der Körper folgt nachweisbar unseren Gedanken. Gleichzeitig bekomme ich das Gefühl, für mich selbst etwas tun zu können: Krankheit und Schmerz nicht ganz hilflos ausgeliefert zu sein.

Da Angst immer mit Verspannungen von Muskeln verbunden ist (die Angst sitzt mir im Nacken), wird jede einfache Entspannungsübung schon zu einem Loslassen der Angst führen. Angst und Entspannung stehen sich diametral gegenüber.

ÜBUNG: **Ich komme bei mir an**
Geführte Tiefenentspannung (auf CD)

Ziel:
Die erste Tiefenentspannungsübung ist für alle geeignet. Sie wird gegen Flugangst genauso benutzt wie zum mittäglichen »Herunterfahren« im Berufsalltag. Sie bringt Sie in kürzester Zeit (circa zehn Minuten) wieder in Ihre Mitte. Gleichzeitig kann sie als Einstieg und Einstimmung in die innere Ruhe vor jeder der Übungen in diesem Buch gemacht werden. Irgendwann wird sie zu Ihrer zweiten Natur werden, sodass Sie sich einfach in diese Entspannung fallen lassen.

Weg:
Setze dich auf einen bequemen Stuhl. Die Füße stehen nebeneinander auf dem Boden. Die Unterarme liegen mit

nach oben geöffneten Händen auf den Oberschenkeln. Der Rücken ist aufgerichtet.

Nun lenke deine Aufmerksamkeit auf deine Atmung. Beobachte einfach nur dieses sanfte Ein- und Ausatmen. Du willst nichts verändern, bist nur Zuschauer. Vielleicht spürst du, wie allein durch deine Beobachtung die Atmung schon tiefer wird.

Du gibst dich ganz diesem sanften Fluss hin. Du brauchst nichts zu tun. Dein Körper sorgt für dich. Nun geh mit deiner Aufmerksamkeit zu deinen Füßen. Spüre sie sicher und fest auf dem Boden. Deine Oberschenkel spürst du auf dem Stuhl. Die Wirbelsäule ist kerzengerade aufgerichtet, als ob sie an einem goldenen Faden über den Kopf hinaus gerade gezogen wird.

Während es dich atmet, stellst du dir vor, wie mit dem Ausatmen dein ganzer Körper immer mehr nachgibt. Du bist zwischen Himmel und Erde gehalten und kannst loslassen. Mit jedem Ausatmen wird der Körper weicher und nachgiebiger. Es dürfen die Schultern nach unten sinken, deine Oberschenkel werden schwerer und sinken mehr in den Stuhl. Dann merkst du, dass auch dein Kopf sich entspannt. Gedanken dürfen abfließen, nichts ist mehr wichtig.

Wenn du irgendwo noch Anspannung spürst, lässt du die nächste Ausatmung an dieser Stelle die Spannung mitnehmen. Sie fließt durch deine Füße ab.

Dann wende deine Achtsamkeit dem Einatmen zu und stelle dir vor, du atmest Sonnenlicht in deinen Kopf. Es tritt an der Stelle ein, wo früher die Fontanellen geöffnet waren.

Mit jedem Atemzug kommt mehr Licht in den Kopf und sucht sich den Weg durch den Körper. Dabei nimmt es alles

mit, schwemmt alles aus, was ungeordnet oder verknotet ist. Der ganze Körper wird klar gespült.
Du bist wieder nur der Beobachter. Lass zu, wie das Ein- und Ausatmen seine Arbeit tut, deinen Körper reinigt und belebt. Gleichzeitig breitet sich eine große Ruhe aus: Dein Körper sorgt für dich.
Lass dir die Zeit, die du brauchst. Wenn du bereit bist und dich aufgetankt fühlst, komme langsam wieder in den Raum zurück und sage deinem Körper ein herzliches Dankeschön.

ÜBUNG: Meine Angst herausfiltern

Ziel:
Mit dieser Übung wollen wir in der Vorstellung alles aus dem Körper herausfiltern, was nicht hineingehört:
> Angst
> Unruhe
> Stressgedanken
> Krebszellen
> Schmerzen usw.

Weg:
Stell dich auf deine Füße (wenn das Schwierigkeiten macht, kannst du die Übung auch im Sitzen oder Liegen durchführen).
Werde dir deiner Füße gewahr, wie sicher sie auf dem Boden aufstehen, wie die Erde sie trägt.
Dann richte deine Aufmerksamkeit auf deine Atmung –

schaue nur diesem selbstverständlichen Kommen und Gehen der Atmung zu. Du musst nichts tun – es atmet dich.
Nun stell dir vor, dass du auf einer Art gazeartigen Filter aus ganz zartem, festem Stoff stehst. Er ist kreisrund, hat vielleicht einen Durchmesser von zwei Metern. Der Filter ist unter deinen Füßen. Du packst ihn an den Seiten und beginnst ihn aufwärts durch den Körper zu ziehen. Durch die Füße, durch die Unterschenkel, durch die Knie – immer höher durch den Körper.
Es ist, als ob du ein Sieb, ein ganz, ganz feinmaschiges, durch den Körper ziehst. Dieser Filter erfasst alles, was nicht in den Körper gehört:
> Verspannungen
> Ablagerungen
> altes Narbengewebe

Lass dir Zeit damit und ziehe ihn ganz langsam Stück für Stück durch den Körper.

Je höher du kommst, desto mehr fängt sich im Filter, vielleicht
> deine Angst im Bauch,
> dein Kummer im Herzen.

Er filtert
> Blutbahnen und Lymphe,
> reinigt jede Zelle,
> und zieht alle entarteten Zellen heraus.

Vor allem im Bereich deiner Erkrankung nimmt er alles mit, was dort noch stört.

Schließlich erreichst du deinen Kopf: Alle sorgenvollen Gedanken werden mitgenommen:
> jeder Kummer,
> jede Angst.
> Das »Hamsterrad« der Gedanken wird entfernt.

Nun ziehst du das Ganze oben aus deinem Kopf, nimmst den Stoff zusammen und bindest ihn wie einen Sack mit einem Band dicht zu.
Und nun stellst du dir vor, du gibst diesen Beutel nach oben in die Sonne ab.
Du musst nicht mehr tun, als es nur loszulassen. Du übergibst es einer größeren Kraft. Du hast alles getan, was du tun konntest. Du musst nicht alles alleine schaffen.
Wie fühlt sich dieser gereinigte Körper jetzt an?
Vielleicht heller und klarer, leichter oder durchlässiger?
Du kannst dir nun noch vorstellen, dass du wieder Licht von oben in den Körper einatmest. Das Licht fließt an alle Stellen, die du eben gereinigt hast. Das Licht darf dort die gesunden Zellen kräftigen und stärken und Heilung anregen.
Ganz langsam kommst du wieder hier im Raum an. Mit einem Dankeschön an die Weisheit deines Körpers kommst du in die Gegenwart zurück. Du wirst dir wieder deiner Füße auf dem Boden bewusst und rekelst und streckst dich liebevoll und fühlst dich kräftig und gesund.

ÜBUNG: **Meine größte Hoffnung – meine größte Angst**

Ziel:
> Neue Zuversicht zu gewinnen
> meinen Gedanken einen neuen Spielraum zu geben
> eine neue Sicht auf das Geschehen zu bekommen

Weg:
Schau, dass du gut sitzt, das heißt: Du hast die Füße fest auf dem Boden, die Beine stehen nebeneinander, du sitzt aufrecht. Dieses Sitzen ist so wichtig, damit die Energie frei durch deinen Körper fließen kann.
Nun achte wieder auf die Atmung, beobachte sie einfach: dieses ruhige Ein und Aus. Nichts verändern wollen, sondern nur zuschauen. Und schon wirst du spüren, wie die Atmung ruhiger und tiefer wird.

Vielleicht lässt du in deinem Hinterkopf den Satz auftauchen:
»*Ich kann nicht tiefer fallen, als in die Hände Gottes.*«
Wenn der Satz nicht deinen Anschauungen entspricht, lass ihn weg oder ersetze ihn durch:
»*Ich werde getragen.*«
Achte dabei wieder auf deine Atmung. Deine Atmung führt dich zu deinen Körperempfindungen. Lasse dich mit der Atmung noch tiefer in deinen Sitz einsinken und dich dort immer sicherer fühlen.
Du spürst: Ich bin da.
Frage dich innerlich:
Was ist meine größte Hoffnung?

Und dann bitte deine innere Weisheit:
Zeige mir ein Bild oder ein Symbol für meine größte Hoffnung.
Nun stell dir vor, dass du dieses Symbol in die linke Hand nimmst, das Symbol für die größte Hoffnung oder das Bild, was auch immer aufgetaucht sein mag.
Nun frage dich innerlich:
Was ist meine größte Angst?
Und lasse auch für die größte Angst ein Symbol oder Bild auftauchen. Und nimm dieses in deine rechte Hand...
Und jetzt schau innerlich oder spüre zu den beiden Händen:
› Welche Hand wiegt schwerer? Was hat mehr Gewicht: meine größte Hoffnung oder meine größte Angst?
› Zieht es die eine Hand vielleicht nach unten?
› Oder sind die beiden gleich schwer?
› Sind sie vollkommen aus dem Gleichgewicht?

Mache dir nun klar, mit all deinen Hoffnungen und Ängsten bist du nicht allein.
Da gibt es eine größere Macht, etwas, das dich trägt.
Du weißt: Du kannst dich weiter mit deinen Ängsten und Befürchtungen plagen, du kannst dir große Hoffnungen machen, oder du kannst beides annehmen und sagen:
Was immer kommt, ich bin getragen.
Spüre einmal nach, wie das ist:
Kann ich damit etwas ausruhen? Kann ich mich da hineinfallen lassen?
Lass dieses Gefühl hochkommen, wie ist es, wenn du dich fallen lässt, dich dem ganz anvertraust?
Und dann bring die beiden Handflächen übereinander.

Zwischen deinen Händen bringst du diese beiden Symbole
– deine größte Hoffnung und deine größte Angst – zusammen. Du hältst sie sicher.
Nun wartest du, was zwischen deinen Händen geschieht.
Was wird aus den beiden Symbolen? Was geschieht da Neues?
Und nun öffne deine Hände, und spüre und schau innerlich hin, was ist da Neues entstanden? Lass ein Wort für das Neue auftauchen.
Wenn du das Wort weißt, komm ganz langsam wieder in den Raum zurück. Und vielleicht willst du dir notieren, was bei der Verwandlung geschehen ist und wie das Wort heißt.
Was ist daraus geworden, wenn du der Hoffnung und der Angst Raum gibst?

3. WASSER – Wieder in den Fluss kommen

Gesundheit ist lernbar mit Psychosynthese

Die Reise zu mir

Jede Reise beginnt mit dem ersten Schritt. Der erste Schritt auf der Reise zu mir ist eine Standortbestimmung. Wenn ich losgehe, ist es wie bei jedem Wanderweg wichtig, den Ausgangspunkt gut zu kennen und natürlich mein Ziel.
Fragen Sie sich:
› Wo stehe ich jetzt in meinem Leben?
› Was ist mir gerade wichtig in meinem Leben?
› Wo will ich hin?

Dazu gehört die Erforschung dessen, was ich habe, was meine Reise leichter macht.
› Was ist gut in meinem Leben?

Aber auch:
› Was könnte mich hindern voranzugehen?
› Was ist nicht so gut? Was fehlt mir?

Da es hier nicht nur um eine Wanderung von vier Stunden geht, sondern um Ihr weiteres Leben, sollten Sie sich die Zeit für eine Bilanz nehmen.

TIPP: Mein Tagebuch für die Reise zu mir
Kaufen Sie sich ein schönes Tagebuch. Ein wirklich schönes, das Ihnen gut gefällt, das Sie früher vielleicht gerne als Poesiealbum gehabt hätten. (Natürlich können Sie sich auch Notizen in den alten, nicht vollgeschriebenen Schulheften Ihrer Kinder machen.) Aber dieses Buch ist etwas Besonderes, es ist bereits eine Bestätigung Ihres Wertes: »Ja, das ist gerade richtig für mich. Ja, das bin ich mir wert.« Und schreiben Sie als Erstes die Antworten auf die obigen Fragen darin auf. Und vielleicht die Erkenntnisse aus den vorangegangenen Übungen.

Was ist Lernen?

Unsere längsten Erfahrungen mit dem Lernen (jedenfalls nach Jahren) haben wir in unserer Schulzeit gemacht. Und diese Erfahrungen waren selten positiv. Mit einem System von Bewertung und vor allem Abwertung sind kindliche Entdeckerfreude und Spaß am Lernen früh gedeckelt worden. Deshalb könnte es durchaus sein, dass Sie nun befürchten, das Ganze wird wieder anstrengend werden.

Aber wie wäre es, wenn wir das Lernen ganz neu betrachten? Wenn wir die »Gießkanne der Begeisterung« wieder entdecken? »Lernen muss unter die Haut gehen«, fordert Professor Gerald Hüther, einer der bekanntesten und verständlichsten Hirnforscher unserer Zeit.

Hier geht es um Sie. Für sich lernen Sie neu, lernen Sie um, »entlernen« Sie alte, nicht länger gesundheitsdienliche Muster. »To unlearn«, wie die Amerikaner sagen. Sie entleeren das *Körperarchiv*, ihre Zellspeicherungen aus traumatischen Erfahrungen werden gelöscht. Das Thema Angst hat dort einen großen Raum eingenommen.

Die Angst sitzt dabei fest in den hintersten Regalen Ihres Unbewussten. Nun will dieses Archiv gesichtet und befreit werden. Sie befreien es von Altlasten. Das heißt, Sie ersetzen Altes, nicht mehr Nützliches durch Neues, Hilfreiches. Lassen ganz neue Erfahrungen zu. »Nicht für die Schule, für das Leben lernen wir«, war der Spruch der Eltern, der uns häufig nervte. Hier lernen Sie fürs Gesundwerden – Gesundbleiben, fürs Überleben. Eventuell muss auch gelernt werden, heil zu sterben.

Die neuere Gehirnforschung ist unseren Lernprozessen auf die Schliche gekommen. Gerald Hüther (2004, 2009) beschreibt in Büchern und Vorträgen immer wieder die Voraussetzungen für erfolgreiches Lernen. Diese Theorien werden uns hier den Hintergrund liefern, um die wirkenden Faktoren des Programms zu verstehen. In Kurzversion versuche ich Ihnen einige Ergebnisse vorzustellen.

Jede neue Information, die wir erhalten, bewirkt eine Erregung im Gehirn. Das Gehirn klärt ab, ob es zu dieser neuen Information schon etwas Bekanntes gibt, woran sie angeknüpft werden kann.

Ohne diese Anknüpfung ist es deshalb nur ganz schwer möglich, etwas total Neues zu lernen. Wenn keine Anknüpfung möglich ist, wird das Gehirn das Gehörte oft nur als Unsinn abtun.

Der Suchprozess endet mit einem »Aha-Gefühl« und befreit die Erfahrung. Nach diesem Check wird das Ganze im Frontalhirn abgelegt. Das neue Lernen ist also leicht, wenn es sich teilweise mit alten Mustern überlagert, wenn wir an Bekanntes anknüpfen können. Routine, Altbekanntes lässt uns Sicherheit erleben.

Dagegen kann Lernen gestoppt werden durch:
› hohe Erwartungen
› Druck
› Angst
› Stress

Lernen braucht also ein stabiles, angstfreies Milieu. Erst dann kann auch beim Lernen emotionale Sicherheit erlebt und gefördert werden. Wie können wir dann in der Krankheitssituation überhaupt lernen, wenn doch alle »Lernstopper« im Moment in Ihrem Leben aktiviert sind? Wie können wir da wieder Sicherheit erlangen?

Diese Sicherheit braucht laut Hüther drei Vertrauenspfeiler als Halt und Stütze, das sind:

› Ich kann selbst etwas tun.
› Wenn ich es allein nicht kann, ist jemand da, der mir helfen wird.
› Alles wird gut, wie auch immer.

Wenn diese Bedingungen nicht gegeben sind oder zum Beispiel während der Kindheit nicht aufgebaut wurden, aktiviert das Gehirn Notfallprogramme, wie sie im ersten Kapitel beschrieben sind: Es wird eng und macht dicht. Nichts kommt mehr an.

Genau an diesen drei Vertrauenspfeilern arbeitet das Buch. Wobei am ausführlichsten zuerst Pfeiler Nummer eins unterstützt und gestärkt wird: »*Ich kann selbst etwas tun.*«

Mit diesem neuem Selbstvertrauen finden Sie dann leichter Hilfe im Außen, vor allem können Sie sie eher annehmen: »*Wenn ich es allein nicht kann, ist jemand da, der mir helfen wird.*« Also werden Sie auf die Suche nach Hilfe im Außen gehen: »Wer oder was könnte mir helfen?«

Der dritte Pfeiler, das Vertrauen: »*Alles wird gut, wie auch immer*«, bedingt Vertrauen in das Schicksal, darein, dass es jemand gut mit mir meint, einfach Gottvertrauen.

Also, wie können wir diese Erkenntnisse verwerten und Lernen möglich machen? In unserem Fall heißt das: Wie lerne ich Gesundheit?

Wie lernt man Gesundheit?
Wie können Sie ausgerechnet in der unsichersten Zeit Ihres Lebens, wenn Ihnen mit der Diagnose der Teppich unter den Füßen fortgezogen wurde, überhaupt etwas lernen?
Sobald die medizinischen Behandlungen abgeschlossen sind, im Normalfall nach circa einem halben Jahr, tauchen immer wieder die alten Fragen auf: »Was hat mich krank werden lassen? War etwas an meinem bisherigen Leben falsch?«
Diese Fragen werden meistens vom Arzt mit dem Stereotyp beantwortet: »Leben Sie einfach weiter wie bisher, Sie haben es geschafft.«
Sie aber haben das unbestimmte Gefühl, da stimmt etwas nicht. Irgendetwas an Ihrem bisherigen Leben könnte verantwortlich sein dafür, dass Sie krank geworden sind. Dann kann es ja nicht sein, dass Sie nach der Erkrankung einfach so weiterleben wie vorher.
Als in den 80er-Jahren eine belgische Selbsthilfeorganisation propagierte, »Leben wie zuvor« sei das Ziel der an Brustkrebs erkrankten Frauen, streikten unsere Gruppenteilnehmerinnen sofort und sagten, es muss heißen: »Leben wie *nie* zuvor.« Das wurde der Titel unserer Prospekte für viele Jahre.
Und nun kommt unser Programm mit dem vielversprechenden Titel: Gesundheit ist lernbar.
Weiter oben mussten Sie sich schon die Provokation gefallen lassen: Ich selbst bestimme, was ich als Stress empfinde und was nicht, und nun soll es auch noch möglich sein, dass ich Gesundheit lernen kann!
Vielleicht sollten Sie sich an dieser Stelle einmal fragen:
Auf welche Weise können Sie in dieser belasteten Zeit Lernbedingungen schaffen, wie sie oben beschrieben wurden? Wie können Sie Selbstvertrauen, Vertrauen in andere und Gottvertrauen (es wird schon gut gehen) haben, wenn doch Ihr Körper Sie gerade verraten hat und eventuell ohne Vorwarnung zum ersten Mal

nicht mehr so richtig funktioniert und sich auf so dramatische Weise zu Wort meldet?

Für mich als Begleiterin stellte sich eine ganz ähnliche Frage: Womit kann ich Menschen in dieser Situation helfen, wieder zu vertrauen?

Ich kann die Antwort vorwegnehmen: indem ich meinen Patienten vertraue. Indem ich an sie und an ihre Heilkraft glaube. Ich weiß, dass auch mein Unterbewusstsein mit dem des Kranken kommuniziert. Wenn ich also nur die Statistiken zu der »aussichtslosen« Situation im Kopf habe, wird sich das auch dem Patienten mitteilen. »Verlassen Sie jeden Therapeuten sofort, der nicht an Sie glaubt«, fordert Anne Ancelin Schützenberger, eine französische Analytikerin, schon 1985 ganz rigoros.

Mein Entschluss, mit krebskranken Menschen zu arbeiten, ihre Zuversicht und Kraft zu aktivieren, stand nach der Erkrankung meines Vaters, ab 1980, fest.

Also machte ich verschiedene Therapieausbildungen, wie Gesprächstherapie nach Rogers und Kunsttherapie nach C. G. Jung. Dazu kamen das Simontontraining in den USA, Bewusstseinstraining bei Stanislav Grof und Sterbeseminare bei Elisabeth Kübler-Ross. All das bildete eine sichere Basis, um die Patienten besser zu verstehen. Aber wie konnte ich damit mit Menschen arbeiten, die schnell Hilfe brauchten? Die schnell etwas verändern wollten und keine drei Jahre reden wollten?

Die Antwort lautete: Psychosynthese.

Lernen leicht gemacht – mit Psychosynthese

Als Pädagogin habe ich das Vertrauen und den Glauben in die lebenslange Lernfähigkeit des Menschen. Ja mehr noch: Ich weiß, innen ist bereits alles da und wartet nur auf Entfaltung.

Als ich dann das Zitat von Roberto Assagioli, dem Begründer der Psychosynthese, las, «If it comes in time it is education, if it comes too late it is therapy», fühlte ich mich voll bestätigt. Kommt die Psychosynthese »rechtzeitig zu mir, ist es Erziehung, Bildung. Kommt sie zu spät, ist es Therapie«.

Die erkrankten Menschen brauchen aus meiner Sicht und Erfahrung in der Regel keine große Psychotherapie, sie brauchen lediglich etwas »*Entwicklungshilfe*« zu ihren vollen Potenzialen und zurück in ihre ursprüngliche Kraft.

Auf einem Krebskongress traf ich Prof. Dr. Ursula Reincke aus Wolfegg im Allgäu, die mir begeistert von Roberto Assagiolis Methode, der Psychosynthese, erzählte. Ohne viel darüber zu wissen, meldete ich mich gleich zu zwei Kursen in ihrem Haus an, die David Bach, ein Amerikaner deutscher Abstammung, hielt.

Die Erkenntnisse und Erfahrungen, die ich mit mir in der ersten Woche machte, waren unbeschreiblich. Und gleichzeitig wehrte sich mein universitätstrainierter Kopf: »So leicht kann es gar nicht sein!!!« So spielerisch und doch so tief gehend, das kann keine anhaltende Wirkung haben! Ich brauchte einige Zeit, um das zu verarbeiten und annehmen zu können. Erst die Anwendung der Übungen bei meinen Patienten, die dann ganz ähnliche Erfahrungen machten, überzeugte mich nach und nach von dieser kraftvollen Methode.

Das Menschenbild der Psychosynthese ist sehr positiv und lässt sich am ehesten mit den Annahmen der Humanistischen Psychologie (zum Beispiel Carl Rogers) vergleichen. Es wird von einer zielgerichteten Tendenz des Menschen zur geistig-seelischen Reifung ausgegangen, ähnlich der körperlichen Reifung, die sich vollzieht, sobald die entsprechenden Bedingungen gegeben sind.

Wie eine Kastanie alles Potenzial enthält, um ein großer, starker Baum zu werden, wenn sie nur auf guten Boden fällt und genügend Wasser, Sonne und Nahrung findet, so ist auch im Menschen immer alles vorhanden. Sind die Wachstumsbedingungen nicht ganz so ideal gewesen, dann hilft es nicht, nur die »Optik« zu verbessern, indem ich den Baum zurückstutze, beschneide, in Form bringe oder etwas aufpfropfe, ich muss viel eher die Bedingungen »nachbessern«. Dazu gehört es, Freiräume zu schaffen – das, was eventuell verschüttet oder hinter Schutzschichten versteckt ist, muss freigelegt werden, um seiner Entfaltung zustreben zu können. Es liegt also in meiner Hand, gesundes Wachstum anzuregen und zu fördern.

Genau das hatte ich so lange gesucht. Seit der Entwicklung der »Systemischen Krebsnachsorge« und der Beweisführung in meiner Doktorarbeit, war ich auf der Suche nach dem »Mittel«, nach der Methode, die rasches Umlernen ermöglicht.

In der Psychosynthese hatte ich sie gefunden. Sie führt schnell zu Resultaten – weder Zeit noch Geld wird verschwendet durch lange Therapien. In diesem Lernprozess werden die Patienten zu ihren eigenen inneren Antworten geführt. Keiner interpretiert diese Antworten für sie, es sei denn, sie wollen diese Hilfestellung. Das erlaubt den Patienten natürlich nicht, lange an den Dingen vorbeizuschauen. Sehr schnell wird ihnen bewusst, es liegt in ihrer eigenen Verantwortung, etwas zu ändern. Mit der liebevollen, zutiefst verständnisvollen Hilfe ist gesundes Wachsen möglich. Und schließlich wird immer mehr Sinn für das Leben entdeckt.

In den letzten 30 Jahren hat sich eine Schwerpunktverschiebung in der Stressforschung ergeben: Versuchte man ursprünglich Stressoren zu identifizieren und zu minimieren oder sogar sie ganz auszuschalten, so wurde bald klar, dass nicht der Stress krank macht, sondern der ineffiziente Umgang damit. Persönlichkeitsmuster, die jemanden zum besseren »Bewältiger« machen (die Stressbewältigung erleichtern), kamen ins Blickfeld. Da erfolgreiche Bewältigung (Coping) von persönlichen Kompetenzen und Ressourcen abhängig ist, sollten (hier auf Neudeutsch) »Empowerment«, Vermehrung der »life skills« aus Macht- und Hilflosigkeit herausführen und zur Wiedergewinnung von Kontrollbewusstsein für das eigene Leben beitragen.

Hier scheint mir das Pferd vom falschen Ende aufgezäumt zu werden. Denn es wird versucht, mit Veränderung auf der Verhaltensebene zu beginnen – und dann geschieht Ähnliches wie bei den Silvestervorsätzen, der Geist ist willig, aber das Fleisch ist schwach. Der gesündere Umgang mit mir selbst ist oft nicht leicht zu leben oder zuzulassen, wenn ich nicht die Ursachen für mein Verhalten kenne.

Mithilfe der fünf Schritte der Psychosynthese gelangen Sie dagegen sehr schnell zu Erkenntnissen, schließen sich an eine Art innere Weisheit an, an Ihre Intuition. Da Sie die Antworten intuitiv aus sich selbst holen und diese Ihnen von keinem anderen für Sie gedeutet werden, können Sie nicht lange daran vorbeischauen oder weghören. Sie bekommen ein größeres Bewusstsein davon, was Sie antreibt, was Ihre eigenen Ansprüche mit Ihnen machen, davon, was Sie glauben zu sein.

Erkenntnisprozesse und Bewusstwerdung geben Ihnen die Kontrolle über Ihr Leben zurück, Sie reagieren nicht mehr automatisch in eingefahrenen Mustern. Sie habe neue Wahlmöglichkeiten. Sie können wieder agieren.

Um erste Schritte zu machen, braucht es also eine Standortbestimmung, Sie müssen Ihren Ausgangspunkt kennenlernen.

Standortbestimmung und Selbstbeziehung aufbauen
› Wo bin ich jetzt in meinem Leben?
› Was könnte besser sein?
› Wo will ich hin?

Auch wenn Sie kein Buchhaltertyp sind, ist es jetzt an der Zeit, eine Bestandsaufnahme zu machen:
› Was läuft gut?
› Was fehlt mir?
› Machen Sie sich eine ausführliche Liste.

»Was fehlt Ihnen?«, war früher die erste Frage jedes Hausarztes. Heute hört man meistens: »Was kann ich für Sie tun?«

Die Frage: »Was fehlt mir?«, führt zu den nichterfüllten Bedürfnissen, zu dem, worunter Sie leiden. Es zeigt Ihnen das Ungleichgewicht und die Mangelerscheinungen in Ihrem Leben.

Seien Sie von Herzen ehrlich mit sich selbst. Diese Ehrlichkeit ist lebensrettend, wenn wir an unser Unterbewusstsein und seine Kindlichkeit denken. Wenn ich mir selbst etwas vormache, ist die Enttäuschung tief innen so groß, dass der Lebensmut verloren gehen kann. Da sagt etwas in mir: »Es kümmert sich ja doch keiner drum, was ich wirklich brauche. Da kann ich ebenso gut gehen.« Sie können mit dem Unterbewussten verhandeln, dass es nicht alles haben kann, aber Sie müssen es ernst nehmen.

Keiner wird Ihre Liste lesen. Sie ist nur für Sie geschrieben. Es geht nicht darum, ob Wünsche und Bedürfnisse erfüllbar sind oder nicht. Es geht nur um die Akzeptanz der Bedürfnisse, sie wollen wahrgenommen, sie wollen gesehen werden. Sie müssen nicht wissen, ob sie sich je erfüllen werden. Aber Sie müssen sie sich eingestehen und sich selbst und Ihr Unbewusstes nicht länger belügen. Dieses: »Ach, es ist doch gar nicht so schlimm«, nimmt es Ihnen übel. Wenn Sie dagegen sagen: »Es fehlt mir so sehr, aber ich weiß nicht, wie ich es bekommen könnte«, öffnen sich oft neue Horizonte.

Fallbeispiel:
G. stellt nach 30 Jahren Ehe fest, dass sie nicht weiß, wie sich ein Orgasmus anfühlt. Gut katholisch als Jungfrau in die Ehe, beide ziemlich unwissend, er auch uninteressiert, fehlt ihr immer etwas, was sie sich nicht einzugestehen wagt. Etwas, das, wie sie später feststellt, ihr zum Empfinden »Frausein« gefehlt hat: sich gesehen und begehrt zu fühlen. Sie beschreibt es: »Mit diesem Desinteresse an Sexualität verkümmert meine Weiblichkeit.«

Damit hat sich nicht viel in diesem Bereich der Beziehung geändert, aber es wird über Bedürfnisse offen gesprochen. Oder die Ehrlichkeit einer anderen, bildhübschen Frau, die weiß, sie müsste sich von ihrem Ehemann, der sie ständig betrügt, eigentlich scheiden lassen. »Aber die Banken lassen mich nicht heraus«, war ihr Argument (er hatte Bankrott gemacht, und das Geschäft lief nun auf ihren Namen). Allein ihre Akzeptanz: »Eigentlich müsste ich gehen, aber ich weiß nicht, wie ich es bewerkstelligen könnte«, schaffte Freiraum und ließ sie eineinhalb Jahre später Wege zur Trennung finden.

Nehmen Sie Ihre Liste zur Hand und schauen Sie sie an, ohne zu bewerten, ohne sich selbst zu beschimpfen. Bedenken Sie sie liebevoll: »Okay, ich konnte es bis jetzt nicht besser, aus welchem Grund auch immer. Ich akzeptiere, dass mein Leben im Moment so aussieht.« Spüren Sie nach, wie der Druck von Ihnen weicht, dass Sie alles anders oder besser machen müssten. Sagen Sie sich: »Ich liebe mich dafür, dass ich es bis hierhin recht gut geschafft habe. So gut es mir möglich war.« Akzeptanz heißt nicht Resignation. Aber Sie dürfen einen Moment verschnaufen, ohne direkt loszulaufen nach dem Motto: »Nun muss alles anders werden.« Das überstürzte Loslaufen hat den gleichen Erfolg wie Silvestervorsätze: Sie halten keine 14 Tage.

Selbstbeziehung aufbauen – wer bin ich?
Wenn Ihnen jemand die Frage stellt: »Wer sind Sie?«, beginnen Sie sich vielleicht zu beschreiben mit Namen, Alter, Familienstand, Beruf. All das, was Sie ausmacht. Aber irgendwie reicht das nicht, Sie sind viel mehr. Sie sind mehr als allein Ehefrau, oder Berufsfrau, Freundin oder Tochter ihrer Eltern. Es sind keine »Rollen«, die Sie spielen, es sind einfach unterschiedliche Fa-

cetten Ihrer selbst. Und Sie müssen sie nicht einmal willentlich hervorholen, wie vielleicht »die Kompetente« bei einem Einstellungsgespräch. Nein, diese Facetten oder, wie wir sie in der Psychosynthese nennen, »Teilpersönlichkeiten« springen einfach an und übernehmen ihre Aufgabe. Sie sind mindestens halb autonom. Ich muss nicht mehr überlegen, wie ich mit meiner Mutter oder mit meinem Chef spreche, ich habe da mein »erprobtes« Verhaltensrepertoire, das sofort zur Hand ist.

Natürlich gibt es zwischen diesen äußerst nützlichen Anteilen immer wieder solche, die absolut nicht hilfreich sind, aber unbesehen ihren Platz in meinem Leben einnehmen und mir das Leben schwer machen können. Denken Sie nur an Ihren perfekten »Kritiker«, mit dem Sie sich selbst fertig machen, wie es sich kein anderer Mensch mit Ihnen erlauben dürfte: »Meine Güte, wie konnte ich nur so blöd sein...«, sind die häufigsten Anfänge unserer Selbstgespräche.

Wenn ich also frage: »Wer bin ich?«, dann geht es darum, möglichst viele meiner inneren Mitspieler zu entdecken, zu verstehen und zu befrieden.

Immer mehr »Rollen« des Stückes, das in meinem »Inneren Theater« gespielt wird, kennenzulernen, hat den Vorteil, dass ich wieder der Regisseur im eigenen Leben werde. Wer hat im Moment in meinem Leben das Sagen? Wer hat gerade die meisten Aktien?

Ist es vielleicht:
› die Kranke
› die Ängstliche
› die, die alles Vertrauen verloren hat
› die Wütende
› die Giftnudel

Entdecken Sie, was Sie im Moment am meisten umtreibt, wer in Ihrem Kopf die meisten Selbstgespräche bestimmt.

Mit diesem Teil ins Gespräch zu kommen, mit ihm zu verhandeln bedeutet, mehr Ruhe einkehren zu lassen. Das Leben kann sich leichter anfühlen.

Diese inneren Selbstgespräche werden von einem Kommunikationsexperten, Prof. Dr. Friedemann Schulz von Thun in seinem Buch *Miteinander reden. Band III: Das »Innere Team« und situationsgerechte Kommunikation* im wahrsten Sinne bildreich beschrieben. Er zeigt humorvoll auf, wie unsere inneren Mitspieler unser Denken und Handeln bestimmen und wie sie befriedet werden können.

Unsere weiteren Übungen werden Sie auf diesen Weg führen.

ÜBUNG: **Der Tagesrückblick**

Ziel:
- Vermehrung und Vertiefung der Selbsterkenntnis
- Schulung des »Inneren Beobachters«, der die Handlungen und Erfahrungen des Tages im Rückblick wahrnimmt, ohne in sie verwickelt zu werden

Weg:
Setze dich kurz vor dem Schlafengehen in Ruhe hin. Indem du einige Augenblicke deinem Atem zuschaust, bringst du dich selbst in die Entspannung.
Lass nun die Ereignisse des Tages vor deinem inneren Auge ablaufen wie einen Film, nur rückwärts. Du beginnst mit dem »Jetzt«, gehst dann zum späten Abend über, zum Abendbrot, zum frühen Abend, Nachmittag … usw. bis zum Morgen, der Zeit des Erwachens. Man kann den Tag in passende Abschnitte einteilen, je nachdem, ob man zu Hause arbeitet, ins Geschäft geht oder was auch immer.

Die innere Haltung, in der diese Übung vorgenommen wird, ist sehr wichtig. Wenn Sie Ihren Tag anschauen, so tun Sie es als unparteiischer und objektiver Beobachter, der ruhig und klar den Tagesablauf betrachtet ohne Gefühlsreaktionen zum Auf und Ab einzelner Ereignisse. Steigen Sie in Gedanken nicht noch einmal in die einzelnen Situationen ein. Ziel der Übung ist das bewusste und ruhige Registrieren, nicht das Wiedererleben des Tages.

Wenn Sie sich für ein paar Tage selbst zugeschaut haben, entdecken Sie vielleicht immer wieder die gleichen Akteure. Notieren Sie sich die wichtigsten Mitspieler in Ihrem Leben.

Zur Vertiefung des Tagesrückblickes bzw. zum besseren Kennenlernen der Hauptakteure in Ihrem Leben kann Ihnen die folgende Übung dienen. Nach dem besseren Kennen- und Verstehenlernen der Teilpersönlichkeiten zeigen sich neben den eingefahrenen Verhaltensmustern plötzlich Alternativen und Wahlmöglichkeiten – der Weg zu innerem Frieden und oft genug auch zur Heilung scheint möglich.

Sie wissen dann, weshalb und wofür Sie etwas machen, und Sie können entscheiden, ob es zum Beispiel weiter nötig ist, dass Sie sich weiterhin fürchterlich anstrengen, um es allen recht zu machen, oder ob Sie dies eben nicht mehr zu tun brauchen!

Wenn Sie die folgende Übung machen wollen, finden Sie sie als Nr. 2 »Mein Inneres Theater« auf der beiliegenden CD. Es arbeitet sich damit einfacher, weil Sie dann nicht dauernd im Buch nachschauen müssen.

Legen Sie sich Ihr Tagebuch zurecht, damit Sie die Erkenntnisse gleich schriftlich festhalten können. Dann machen Sie sich klar, mit welchem Ihrer Anteile Sie arbeiten möchten. Es kann ein Teil aus dem Tagesrückblick sein oder eine Eigenschaft von Ihnen, die Ihnen zu schaffen macht.

(Hier wird die Übung des besseren Verständnisses wegen und für Ihre Entscheidung, ob Sie sie schon zu machen bereit sind, etwas zusammengefasst wörtlich wiedergegeben.)

ÜBUNG: **Mein Inneres Theater (auf CD)**
Suche dir einen ruhigen, ungestörten Platz und bringe dich mit ein paar Atemzügen in die Entspannung, wie du es nun schon des Öfteren geübt hast. Beobachte deinen Atem.
Gehe dann mit deiner Aufmerksamkeit durch den ganzen Körper. Wenn du irgendwo Spannungen bemerkst, schicke liebevoll deine Aufmerksamkeit zu dieser Stelle und versuche, sie mit jedem Ausatmen etwas mehr loszulassen. Ebenso betrachtest du deine Gedanken und lässt sie mit der Ausatmung einfach abfließen, so gut es geht.
In diese Ruhe hinein lasse vor deinem inneren Auge ein Theatergebäude auftauchen. Das kann ein Theater sein, das es wirklich gibt, oder eines, das nur in deiner Fantasie existiert. Du betrittst das Foyer und gehst von dort in den leicht abgedunkelten Theatersaal. Du siehst die hell angestrahlte Bühne und weißt, dass Schauspieler hinter dem Vorhang zum Vorsprechen bereitstehen.

Erster Schritt:
Du rufst zum Vorhang hin: Ich möchte die Person sehen, die für die Rolle…. (Teilpersönlichkeit) hinter dem Vorhang bereitsteht.
Lass dir Zeit und warte, dass eine Person heraustritt. Lass deine Intuition sprechen – versuche nicht, vorgefertigte oder erwartete Bilder zu sehen. Manchmal kommt auch niemand oder jemand gänzlich Unerwartetes.
Schau dir diese Person genau an. Mit der Zeit wird das Bild immer deutlicher. Ist es eine Frau oder ein Mann? Wie alt ist die Person? Wie ist sie gekleidet? Wie bewegt sie sich? Nimm an, was immer als Bild auftaucht, auch wenn

es gar nicht zu passen scheint, es dir erst einmal noch gar nicht verständlich ist.
Und nun stellst du dieser Person nacheinander die folgenden Fragen und notierst die Antworten. Sollten Verwandte oder Bekannte von dir auf der Bühne erscheinen, denke nicht: »Was würden die jetzt antworten?«, sondern schreibe spontan die erste Antwort, die in dir auftaucht, aufs Papier.

1. Was willst du?
2. Was brauchst du wirklich?
3. Frage dich: Was hindert mich, dir das zu geben, was du wirklich brauchst?
4. Frage wieder die aufgetauchte Person: Was gibst du mir? Was ist dein Geschenk, dein Potenzial?

Zweiter Schritt:
Und nun rufe zum Vorhang hin:
»Ich möchte den Gegenspieler oder die Gegenspielerin sehen.«
Schau dir auch diese jetzt auftauchende Person wieder ganz genau an.
Stelle dieser Person wieder die gleichen fünf Fragen und notiere dir die Antworten.

1. Was willst du?
2. Was brauchst du wirklich?
3. Frage dich: Was hindert mich, dir das zu geben, was du wirklich brauchst?
4. Frage wieder die aufgetauchte Person: Was gibst du mir? Was ist dein Geschenk, dein Potenzial?

Danach setzt du die beiden Personen an ein kleines Tischchen, das links auf der Bühne steht. Die beiden unterhalten sich, und du beobachtest und hörst genau, wie die beiden miteinander umgehen und was sie sich zu sagen haben. Verstehen sie sich gar nicht oder nähern sie sich aneinander an? Die beiden könnten dir schon Schritte zu mehr Frieden zeigen.
Bedanke dich bei deinen Darstellern und verabschiede dich von ihnen.
Dann kommst du ganz langsam hier im Raum wieder an.

Reflexion der Übung
Erinnern Sie sich an die Antworten der Teilpersönlichkeiten:

> Nummer 1: Was willst du?

Manchmal taucht hier eine recht kesse Antwort auf oder gar keine oder es kommt vielleicht noch etwas recht Oberflächliches.

> Nummer 2: Was brauchst du wirklich?

Hier werden die tieferen Bedürfnisse genannt. Und vielleicht haben Sie sogar die Erfahrung gemacht, dass diese Antworten bei der gewählten Teilpersönlichkeit und bei deren Gegenspieler ziemlich gleich sind. Es sind einfach Versuche unserer Psyche, mit gegensätzlichem Verhalten das Gleiche zu bekommen. Zum Beispiel Liebe oder Zuwendung, gesehen werden usw., also unsere tiefsten Bedürfnisse.

> Nummer 3: Frage dich: Was hindert mich, dir das zu geben, was du wirklich brauchst?

Diese Antwort spiegelt Ihnen vielleicht Ihre Ausreden wider. Warum gebe ich der Teilpersönlichkeit, sprich einem Teil von mir, nicht das, was sie wirklich braucht? Es tauchen Ausreden auf, wie: »Habe ich keine Zeit dafür« oder »Wie sieht die denn aus?« usw.

› Nummer 4: Was gibst du mir?
Die Frage führt Sie zu den Qualitäten dieses Anteils von Ihnen. Zu dem, was Sie schon ganz früh in Ihrem Leben geschützt und ummantelt, versteckt haben, damit Sie es keinen Verletzungen aussetzen. Die vierte Antwort der beiden Anteile zeigt die Geschenke an Sie, den Kern, das, was befreit und gelebt werden will. Verformte, versteckte, ummantelte Selbste, die erlöst werden wollen. »Falsche Selbste« nannte sie die große Psychoanalytikerin Alice Miller, die sich vorwiegend mit unseren Kindheitsverletzungen beschäftigte.

Die Theaterübung gibt Ihnen die Möglichkeit, immer mehr von Ihrem inneren Reichtum zu entdecken. Sie können die Befragung jederzeit, mit jedem Teil machen, der gerade Ihre Aufmerksamkeit hat oder verdient.

Ein Beispiel: Vor einiger Zeit beschimpfte ich mich wegen meines unaufgeräumten Kellers, der so gar nicht Feng-Shui-mäßig aussieht und die Energie in meinem Haus stocken lässt (habe ich mir sagen lassen). Also schaute ich mir die Teilpersönlichkeit an, die ihren Keller nicht aufräumt. Von mir als »Schlampe« beschimpft, tauchte als Gegenspieler »das Kriegskind« auf: »Man wirft nichts weg, man kann alles noch mal brauchen.« Es hatte ein großes Sicherheitsbedürfnis.

Ich konnte nun Verständnis und Mitgefühl für diesen Teil aufbringen. Schließlich konnte ich mit ihm verhandeln und dann vieles loslassen. Eine Woche hatte gereicht, um nach der Arbeit den Keller aufzuräumen. Ein großes Gefühl der Befreiung wurde in mir ausgelöst. Allein das Entsorgen in vier Kisten, die heißen: »1. Kann man noch mal brauchen«, »2. Kann vielleicht jemand anderes brauchen«, 3. »Weg damit« oder 4. »Weiß ich noch nicht« schufen auch Raum in mir.

Sie können aber auch »ungeplant« auf Entdeckungsreise gehen. Stellen Sie sich vor die Bühne und benennen ihr aktuelles Problem. Fragen Sie dann: »Wer kann mir helfen?«
Lassen Sie sich überraschen!

Sie werden mit Freude entdecken, wie viele Sie eigentlich sind. Ziel ist es dann, wieder zum Regisseur im eignen Inneren zu werden. Regisseur zu sein bedeutet, dass Sie wieder entscheiden und bestimmen, wen Sie nach draußen schicken: Ob Sie sich aufregen wollen, oder ob eine friedliche Reaktion in dieser Situation Sie nicht vielleicht weiterbringt. Ob ein Drama angesagt ist, oder ob Sie das Geschehen als Komödie besetzen und leichtnehmen. Diese Sichtweise schafft auf Dauer viel Abstand. Die Entscheidung liegt dann wieder bei Ihnen, ein neues Drehbuch für Ihr Leben zu schreiben und es dann vom Sessel aus wie einen Hollywoodfilm zu betrachten. Natürlich können Sie Mitgefühl für die Mitspieler haben. Aber Sie haben neue Besetzungsmöglichkeiten, sehen neue Lösungsmöglichkeiten. Und irgendwann macht es sogar noch Spaß, dem eigenen Lebensspiel zuzuschauen.

Wir haben gesehen, dass uns in unserem Inneren Theater viele Mitspieler zur Verfügung stehen. Alle verkörpern die Bewältigungsmuster unseres Lebens. Der Begriff »Rollen« wirkt zu künstlich, wir setzen sie nicht auf wie Rollen. Sie regieren ganz oft ziemlich autonom unser Leben, sie springen wie auf Knopfdruck an. Diese Anteile haben Interessen, Wünsche und Ziele. Manche von ihnen sind einmalig, nur wir haben sie. Die meisten können wir bei allen Menschen mehr oder weniger stark ausgeprägt finden. Um nur einige davon aufzuzählen: das »Kind«, den »Kritiker«, den »Perfektionisten«, die »Mütterliche«, den »Zweifler«, den »Geschichtenerzähler«, den »Tagträumer«, die »Anhängliche« oder die »Aufopfernde«.

ÜBUNG: Erweiterter Tagesrückblick auf die Teilpersönlichkeiten
Dies ist eine Variante der obigen Übung, welche helfen kann, die Teilpersönlichkeiten, die Ihr Leben bestimmen oder gar führen, besser kennenzulernen.

Frage dich während des Tagesrückblicks:
1. Welche Teilpersönlichkeiten waren heute aktiv?
2. Unter welchen äußeren und inneren Umständen betraten sie die Bühne?
3. Welche Charakterzüge meiner Teilpersönlichkeiten halfen mir?
4. Welche hinderten mich?

Es hilft, wenn du dir hinterher ein paar Notizen machst. Diese Übung sollte – besonders am Anfang nicht länger als 15 Minuten dauern.

Die Zusammensetzung Ihrer Anteile macht Sie einmalig. Sie sind ein Unikat. Und gleichzeitig werden wir alle, je tiefer wir uns kennenlernen, uns mit unseren Bedürfnissen immer ähnlicher: In jedem und jeder von uns sitzt noch immer das bedürftige Kind, das nie ganz satt geworden ist.

Meine Bedürfnisse erkennen und achten: Was brauche ich?
Was hindert mich daran, es zu leben?

Erster Schritt: Erkennen
Unsere Theaterarbeit mit den Teilpersönlichkeiten kann uns immer mehr mit unseren wirklichen Bedürfnissen in Verbindung bringen. Aber wenn ich nicht meine Intuition bemühen will, kann ich auch erst einmal einfach Bilanz ziehen und auf zwei großen Blättern auflisten:

Erstes Blatt:	Zweites Blatt:
Was schwächt mich?	Was stärkt mich?
Das können Antworten sein wie:	
Angst vor Wiedererkrankung	Akzeptanz
Kritik von anderen	Trost – Mitgefühl
Unverständnis	Respekt
Keine tief gehende Kommunikation mit Angehörigen	Lob
Lieblosigkeit und Unbedachtheit im Gespräch	Mir etwas Verrücktes leisten
	Humor
	Zeiten der Ruhe

Es werden Ihnen viele Dinge einfallen, wenn Sie sich einfach die Zeit nehmen. Listen Sie mindestens zwölf Antworten auf jedem Blatt auf. Dann nehmen Sie Ihr »Was stärkt mich«-Blatt, und fragen sich:

»*Was hindert mich, mehr davon zu haben?*«
Notieren Sie sich auch da alles, was Ihnen einfällt.

Sie werden bald den Weg kennenlernen, wie Sie diese Hindernisse in Herausforderungen verwandeln können.

Da das, was wir uns gönnen, uns erlauben, uns wert sind, viel mit unserem Selbstbewusstsein zu tun hat, werden wir die Geschichte unseres Gewordenseins betrachten und heilen.

Uralte Überzeugungen in Sachen Selbstbewusstsein schaffen auf allen Ebenen meine Wahrnehmungsfilter, meine Brillen, durch die ich die Welt betrachte. Sie bestimmen, wie und in welchen Beziehungen ich lebe, meine Schulerfahrungen, meinen Berufserfolg und schließlich meinen Glauben, mein Zutrauen, ob ich gesund werde oder nicht. Was bin ich wert? Bin ich es wert?

Zweiter Schritt: Verstehen
In diesem zweiten Schritt wollen wir entdecken: Wie bin ich zu meinem Selbstbild gekommen? Wir können es meistens nicht mit dem Kopf zurückverfolgen. Es handelt sich um sehr frühe Annahmen, die oft bereits schon als Kleinkind vor dem Sprechenlernen erworben wurden. Diese Sätze müssen noch nicht einmal ausgesprochen worden sein, Sie müssen sie noch nicht einmal so gehört haben. Sie haben sie sich aus Ihrer Umgebung herausgefiltert. Sie haben sie aus Blicken und Gesten entnommen.

Die folgende Übung soll Sie zu Ihren frühen, grundlegenden Annahmen über sich selbst führen. Sie zeigt den Grund für die negativen Selbstbewertungen auf. Wir finden heraus, wie unser »Innerer Kritiker« funktioniert und uns klein hält. Diese ganz früh gebildeten Über-Lebensstrategien beeinflussen uns bis heute, und viele davon sind einfach »überholt«. Wir wollen uns in Liebe davon trennen und befreien.

ÜBUNG: **Mein Leitmotiv – ein Leidmotiv? (auf CD)**
Negativer Glaubenssatz in Bezug auf Ihr Selbstbewusstsein (nach David E. Platts)

Ziel:
> Entdecken eines Hauptglaubenssatzes
> den Inneren Kritiker und seine Strategien erkennen
> Die Auswirkungen dieser Grundannahme über mich auf meine verschiedenen Lebensbereiche kennenlernen

Weg:
Du besuchst wieder dein Inneres Theater (das du schon von der Teilpersönlichkeitsarbeit kennst).
Beobachte deinen Atem. Gehe dabei mit deiner Aufmerk-

samkeit durch den ganzen Körper. Wenn du irgendwo Spannungen bemerkst, schicke deine Aufmerksamkeit zu dieser Stelle und dann versuche, sie mit jedem Ausatmen ein wenig mehr loszulassen. Ebenso betrachtest du deine Gedanken und lässt sie mit der Atmung einfach abfließen, so gut es geht.
Du weißt, da gab es eine Zeit in deinem Leben, noch bevor du in die Schule kamst, wo du das Gefühl hattest: »So wie ich bin, bin ich nicht richtig. Irgendetwas mit mir stimmt nicht.« Von dieser Zeit handelt das Stück, das du dir gleich im Theater anschaust.
Lass nun vor deinem inneren Auge ein Theatergebäude auftauchen. Es kann ein Theater sein, das du schon kennst, oder eines, das nur in deiner Fantasie existiert. Du betrittst das Foyer und gehst auf die Tür zu, die direkt auf den Mittelgang des Theatersaales führt.
Du siehst die hell angestrahlte Bühne vor dir und weißt, dass Schauspieler hinter dem Vorhang zum Vorsprechen bereitstehen.

Erster Schritt
Du rufst zum Vorhang hin:
»Ich möchte das Kind sehen.«
(Nimm das erste Kind, das in deiner Vorstellung erscheint, ganz gleich, ob du selbst als Kind auftauchst oder eines deiner Kinder oder ein völlig fremdes Kind. Ob ein kleines Mädchen oder ein kleiner Junge auftaucht ist dabei vollkommen gleichgültig.)
Schau dir dieses Kind genau an.
Wie alt ist es? Wie ist es gekleidet? Wie verhält es sich auf der Bühne?

Lass dir Zeit, damit das Bild immer deutlicher werden kann!

Zweiter Schritt
Und nun ruf zum Vorhang hin:
»Ich möchte den Kritiker sehen.«
Nimm wieder die erste Person, die auftaucht.
Schau sie dir genau an. Kennst du sie? Ist sie dir schon einmal begegnet oder völlig fremd?
Die kritische Person geht auf das Kind zu und sagt ganz bestimmend:
»Du bist ....« (Setze eine negative Ergänzung ein.)

› Wie reagiert das Kind auf diesen Satz?
› Was beschließt es, wie will es damit umgehen?
› Kennst du diese Reaktion des Kindes?
› Kennst du diesen Satz und seine Wirkungen in deinem Leben?
› Wie hat diese Reaktion dein Leben bestimmt? Deine Schulzeit, deine Arbeit, deine Beziehungen, deinen Erfolg im Leben?
› Was hast du durch diese Reaktion Positives geschaffen?
› Was ist dir alles, wenn auch mit Anstrengung, gelungen?

Fallbeispiel
(aus Gabrielle Steiner: Spielend wachsen…)
Frau, 46, geschieden, zwei Kinder, mehrere Berufsausbildungen, hat immer gearbeitet, nun neben der Berufstätigkeit spätes Promotionsstudium. Ihre Erfahrung mit der Kind-Kritiker-Übung:
Als Kind kommt ein etwa viereinhalbjähriges Mädchen, im süßen Hängerkleidchen, mit blonden Locken. Sie bewegt sich ganz selbstvergessen auf der Bühne.

Als Kritiker erscheint ihre Mutter.
»Du bist dumm und schlecht!«, sagt diese dem Kind. Das Kind zuckt zusammen, wird kleiner. Dann richtet es sich auf und sein Entschluss ist: »Ich zeige es euch allen.«
Die Hauptteilpersönlichkeit, die von nun an ihr Leben regelt, ist die: »Ich kann schon ganz alleine.«
Was natürlich für eine Fünfjährige der Witz schlechthin ist und von frühester Jugend zu Überforderung führt.
Die Frau versucht das Geschehen einzuordnen. Ich gebe hier stichwortartig ihre Erinnerungen weiter.
Den Ausspruch der Mutter kann sie nur zur Hälfte einordnen. Die wütenden Angriffe: »Du bist schlecht, du wirst mal genau wie deine Großmutter« (die von allen nicht geliebte Schwiegermutter der Mutter), diese Aussprüche kennt sie nur zu gut. Sie wurden ihr vor allem an den Kopf geworfen, wenn die Mutter Stress mit dem Vater hatte. Und die Kleine glich dem Vater, war ein Papakind.
»Du bist dumm«, hatte sie so direkt nie gehört. Außer dass ihre Mutter am Grab des fünf Monate alten Brüderchens sagte: »Das wäre einmal der Intelligenteste von euch geworden.«
Sie war eine gute Schülerin, versuchte damit wenigstens die Anerkennung des Vaters zu bekommen. Musste mit

Mittlerer Reife von der Schule gehen. »Für Mädchen reicht das, die heiraten sowieso einmal.« Frühe Heirat, um dem Elternhaus zu entfliehen. Gegen den Willen der Eltern einen geschiedenen, evangelischen Mann geheiratet. Wieder wird ihr das Gefühl vermittelt, schlecht zu sein.

Zwei gescheiterte Ehen, weil sie »Vatermänner« heiratete. Tief innen war immer der versteckte Glaube, ich bin schlecht, habe nichts Besseres verdient. Sie machte eine Ausbildung nach der anderen, zweiter Bildungsweg. Ein inneres Getriebensein, immer auf der Suche, immer das Gefühl, »das kann doch nicht alles gewesen sein«. Neben allen Anstrengungen und Aktivitäten macht sie sich weiter klein. Denn ganz unten drunter saß der Glaubenssatz: Ich bin dumm und schlecht. Der anstrengende Gegenbeweis hatte sie immer viel gekostet. Der Beweis, nicht schlecht zu sein, ließ sie bei Auseinandersetzungen um Geld immer den Rückzug antreten: beim Erbe, Unterhalt usw. Sie wollte ja nicht schlecht sein.

Ihre ganze berufliche Karriere stand nur unter dem Stern des Beweisenmüssens, dass sie nicht dumm sei. Mit einem Doktortitel kann man ja nicht ganz dumm sein. »Ich zeige es euch allen«, wirkte über Jahrzehnte als Antrieb. Ihre Umgebung durchschaute schneller ihre Strukturen und manipulierte sie unbewusst und manchmal auch ganz bewusst mit dieser Schwäche.

Das Selbstbewusstsein musste mühsam erarbeitet werden. Der frühe Entschluss: »Ich kann schon ganz alleine« verhinderte Delegation oder Teamwork. »Was ich nicht mache, ist nicht gemacht«, führte über die vielen Jahre zu Überlastung und Stresserkrankungen.

Nun ging sie daran, die positiven Seiten dieser frühen Entscheidungen zu betrachten: Sie war mit ihrem Elan Vorrei-

terin, Pionierin auf ihrem Feld geworden. Mit dem Enthusiasmus und ihrer schier unerschütterlichen Kraft hatte sie vieles in die Welt gebracht.
Durch diese Erkenntnisse kam langsam die Selbstliebe. Wem muss ich noch etwas beweisen? Aus dem Satz wurde endlich die gesunde Einstellung: »Ich bin gut so, wie ich bin. Ich bin sogar wunderbar.« Und mit der Selbstliebe kam die Liebe von außen. Sie ließ sich lieben, musste nicht mehr die Stacheln ausfahren, um die alten Annahmen zu verbergen.
Heute ist sie eine glückliche, alte Frau, die mit ihrem spritzigen Geist noch kein bisschen alt wirkt. Und ihre Begeisterung ist ansteckend.

Dritter Schritt: Akzeptieren
Erinnern Sie sich:
› Was hat mein Kritiker zu mir gesagt?
› Was habe ich als Programm dazu entwickelt?
› Wie hat es mein Leben bestimmt?
› Wem will ich noch etwas beweisen?
› Bin ich gewillt, das alte Programm hinter mir zu lassen?

Vielleicht ist Ihnen nun vieles bewusst geworden. Sie haben erkannt und verstanden, was Sie so reagieren und agieren lässt, wie Sie es bis jetzt taten. Sie wissen, was Sie antreibt oder lähmt. Und Sie wissen, dass Sie immer nur das getan haben, was Sie tun konnten, das Beste, was Sie tun konnten. Sie haben nun auf Ihrem Weg eine Ebene erreicht, die man Akzeptanz nennen kann. Mit dem Akzeptieren des Soseins hören Sie auf, Ihrer eigenen Natur Gewalt anzutun. Sie sind mit sich versöhnt. Ich bin gut so, wie ich bin. Ich muss nicht länger etwas beweisen. Das gibt Ihnen erst einmal eine Plattform zum Ausruhen und Auftanken, bevor

Sie sich zu weiteren Erkundungen und Abenteuern Ihres Lebens aufmachen.

Meine Grenzen wahren: Was darf in meinen Raum?

Wenn ich mich besser kenne, bedeutet das, dass ich mich besser abgrenzen kann, dass ich mir meines Werts bewusst und nicht länger mit den alten Überzeugungen zu manipulieren bin.

Wie oft haben die Familie, ja selbst Menschen, die uns nicht so gut kennen, wie etwa Kollegen oder Nachbarn, den Finger auf unserem »roten Knopf«. Als ob wir von außen leuchten würden und es uns an der Stirn geschrieben steht: »Hier drücken.« Und schon fallen wir in alte Schuld- oder Minderwertigkeitsgefühle.

Ich kann dann nicht sagen: »Was erlauben Sie sich?« Etwas tief in mir gibt dem Angreifer recht: »Oh, der hat meine Macken erkannt.«

Diese Abgrenzungsfähigkeit hat dann auch Wirkungen auf meinen Körper, auf mein »Abgrenzungsorgan«, das Immunsystem. Wie wir weiter oben gesehen haben, bleibt kein Gedanke ohne Wirkung. Stresshormone legen die Körperabwehr lahm.

Die gute Nachricht ist: Nicht geleistete Entwicklungsaufgaben können nachgeholt werden. Sie können lernen, sich selbst zu »beeltern«. Das Gehirn bleibt plastisch in jedem Lebensalter, Sie können neue Bahnungen anlegen. Dazu nutzen Sie am besten die Kraft des »Inneren Kindes«. Das ist Ihr lebendigster, kraftvollster Teil. Die Bedürfnisse des kleinen, unbeschädigten Kindes in Ihnen wieder zu erhören bringt Lebensfreude und Selbstbewusstsein zurück.

> **ÜBUNG: Inneres Kind befragen**
> Suche dir ein Kinderbild von dir, auf dem du dich richtig magst. Wo du ganz einverstanden mit dir bist. Wenn du nicht allein auf dem Bild bist, klebe die anderen Personen ab. Sollte es kein solches Foto geben, dann schneide dir ein Wonneproppen-Baby aus einer Zeitung aus.
> Dieses Bild stellst du auf deinen Nachttisch. Jeden Morgen nach dem Erwachen schaust du zu dem Kind und fragst es: »Was brauchst du heute?« Nimm die erste Antwortidee an. Wenn du das Kind fragst, musst du auch bereit sein, seine Wünsche zu erfüllen – früher oder später, so wie es deine Möglichkeiten erlauben. Andernfalls zieht es sich bald enttäuscht zurück, weil es schon wieder von Erwachsenen mit seinen Bedürfnissen nicht ernst genommen worden ist. Wenn du keine Zeit für die Erfüllung der Wünsche des Kindes hast, verschiebe lieber die Übung auf einen späteren Zeitpunkt.

Schöner als mit den Worten von Jörg Zink kann man die Übung nicht beschreiben. Sie stammen aus seinem Buch *Was bleibt, stiften die Liebenden* (Kreuz, 1979):

»Ein Gefühl ist wie ein Kind,
das in uns lebt und weint und lacht,
Hunger hat und bemerkt sein will.
Wer zu seinem Gefühl zu oft sagt:
Sei still,
ich habe jetzt keine Zeit für dich –
dessen inneres Kind sitzt eines Tages
in einer vergessenen Ecke und trauert,
wird krank und verkümmert.

Mit Gefühlen soll man umgehen,
wie man mit einem Kind umgeht.
Man sieht ihm freundlich zu und aufmerksam,
man hört, was es klagt,
man leidet mit ihm, wenn es leidet.
Denn Gefühle sind die lebendigsten Kräfte in uns,
und keine andere Kraft in uns
bringt so Lebendiges hervor.

Ein Kind hat auch Wünsche,
berechtigte, gute, schöne,
die nicht zu erfüllen sind.
Dann nehmen wir es auf den Arm
und sind mit ihm traurig.
Aber wir schicken es nicht weg.
Ein Kind kann verstehen,
dass es nicht alles haben kann.
Aber lieben muss man es,
ihm Mut geben und Fröhlichkeit,
und Raum, seine Kräfte zu regen.«

Meine Angst, das Kind könnte drei Tafeln Schokolade wollen, war total unbegründet. Es handelte sich immer um kleinste Bedürfnisse, die ich bei mir einfach überhört hatte. Ob es nun Lust aufs Radfahren hatte oder eine Bauchmassage wollte, immer wies es auf etwas hin, was ich gerade gut brauchen konnte. Natürlich kann man auch verhandeln oder verschieben, nur nicht vertrösten und es dann vergessen, wie wir es so oft mit Kindern tun.

Sie werden erleben, wie das Kind wächst, Teenagerwünsche bekommt, die Sie sich früher nie erlaubt hatten. Spaß und Lebenslust kommen zurück, das Leben scheint leichter zu werden. Oft verändert sich auch Ihre Umwelt, Sie werden anders wahrgenommen. Wenn ich vorher immer nur kluge Bücher geschenkt

bekommen hatte, tauchten jetzt manchmal liebenswürdige, verrückte Spielsachen an meinen Geburtstagen auf.
Aus dem stärkenden Akzeptieren und dem liebevollen Umgang mit Ihren Anteilen kann Veränderung geschehen.

Diese Veränderungen zeigen sich in u. a. in:
> neuen Sichtmöglichkeiten
> neuen (Verhaltens-) Wahlmöglichkeiten
> der Befreiung meiner Kreativität
> gesünderer Bedürfnisbefriedigung
> einem positiveren Selbstbild
> größerer Kompetenz

Drei der Psychosyntheseschritte sind wir bis jetzt gegangen: Erkennen – Verstehen – Akzeptieren.

Weitere zwei Schritte fehlen noch: Das Koordinieren oder Neugestalten und die Synthese, das In-die-Ganzheit-Kommen. Ganz zu werden in fünf Schritten ist unser Ziel.
Die fünf Schritte und ihre Auswirkungen auf Ihr Selbstbewusstsein sollen in dem folgenden Schema deutlich werden:

1. Erkennen	Selbst-Erkenntnis	Ich weiß, wer ich bin
2. Verstehen	Selbst-Verständnis	Ich stehe mit Selbstverständlichkeit zu mir
3. Akzeptieren	Selbst-Annahme	Ich bin gut so, wie ich bin
4. Koordination	Selbst-Sicherheit	Ich kann gemeinsam mit anderen meine Kreativität spielerisch nutzen
5. Synthese	Selbst-Verwirklichung	Ich bin der Schöpfer meiner Wirklichkeit

Erinnern der eigenen Stärken und Wurzeln
»Eigenlob« ist uns schon früh abgewöhnt worden. »Bescheidenheit ist eine Zier« war das Motto speziell für Mädchen meiner Generation. Wertschätzung ist uns in vielen Fällen ein Fremdwort. Erst recht die Selbstwertschätzung. Der Lieblingsspruch meiner Großmutter war: »Der liebe Gott lässt der Ziege den Schwanz nicht zu lang wachsen«, wenn ich voll kindlichem Stolz irgendeine meiner Großtaten berichtete oder auch nur ein, meiner Meinung nach, gut gelungenes Bild vorzeigte.

Dabei ist Wertschätzung ein ganz wichtiger Motor und Antrieb für unser Leben. Im Falle einer schweren Erkrankung sogar die Kraftquelle schlechthin. Worauf kann ich zurückgreifen? Was ist mir schon alles gelungen? Welches Potenzial und welche Schätze sind in mir? Was habe ich geschafft?

Genau an diese Erinnerungen versuchte ich im Krankenhaus anzuknüpfen, als mir die Patientin, Ende 50, beim Erstgespräch am Krankenbett auf meine diesbezüglichen Fragen antwortete: »Ich war ja nur Hausfrau. Von mir gibt es nichts Besonderes zu berichten. Ich habe nie was Richtiges gearbeitet.« Sich an Ressourcen zu erinnern und darauf zurückzugreifen war meine Absicht. Ich musste schon sehr genau zuhören, um bei der Suche unterstützend zu sein.

Und ich sagte ihr: »Sie haben mir gerade erzählt, wie prächtig Ihre drei Söhne gediehen sind, was die für gute Positionen haben, wie glücklich verheiratet sie sind. Ja, glauben Sie, das ist alles von alleine geschehen? Was war Ihr Anteil am Gelingen der Kinder?«

Etwas kleinlaut kam von ihr: »Ich war immer für sie da.« (Brode, 2010)

Fragen Sie sich:
› Wo und wann habe ich das Außenbild übernommen, wie ich zu sein hätte?

> Was habe ich alles schon geleistet?
> Ist es mir überhaupt bewusst?
> Wann habe ich mich das letzte Mal vor anderen präsentiert, gut dargestellt?

Wir können an dieser Stelle auch aus der Wirtschaft lernen. Man arbeitet dort seit Längerem mit einer Methode in Seminaren und Supervisionen, die »Wertschätzende Befragung« (*Appreciative Inquiry* »*AI*«) heißt und aus Amerika kommt. Die Hauptannahmen dieser Methode sollten wir uns für unser Gesundheitslernen zunutze machen.

> Jeder Mensch, jede Organisation, jedes Team hat ein ungeahnt großes Potenzial, das manchmal schon aufblitzt.
> Das, worauf wir unsere Aufmerksamkeit richten, nimmt zu!
> Wir werden individuell und kollektiv zu den Geschichten, die wir über uns erzählen! (zur Bonsen & Maleh)

Es wird von unserem ungeahnt großen Potenzial gesprochen, das wir nicht zulassen und das nur manchmal aufscheint. Unsere Geschichten, die wir über uns erzählen, manifestieren sich in unserem Leben. Ich glaube diese, meine Geschichte und werde zu meiner Geschichte, sei sie nun eine Erfolgsgeschichte oder eine Opfergeschichte, in der es heißt: »Immer passiert mir alles.« Die Geschichten werden zur sich selbsterfüllenden Prophezeiung.

Wir wollen mit der nächsten Übung den Weg in die Selbstwertschätzung gehen.

ÜBUNG: Wertschätzende Befragung (AI)

Ziel:
> Durch Rückerinnerung positiver Situationen in die eigene Kraft kommen
> Ressourcen erschließen
> Glücksmomente speichern (Wirkung siehe Neurobiologie)

Mache diese Übung mit deiner besten Freundin. Ihr werdet gemeinsam Freude haben.
Erzähle eine Erfolgsgeschichte aus deinem Leben. Erinnere dich an ein Highlight, eine Situation, in der du einen Erfolg erlebt hast. Vielleicht erzählst du sogar:
Was war der glücklichste Moment in meinem Leben?
Erzähle die ganze Geschichte, mit allen Begebenheiten und mit allem, was du dabei gefühlt hast. Die Freundin schreibt für dich Stichpunkte des Erlebnisses auf.

Dann fragt die Freundin:
> »Wie hast du das gemacht?«
> »Was war das Besondere daran?«
> »Was hat es dir gegeben?«
> »Worin hat es dich bestärkt?«
> »Was hat es in deiner Umgebung bewirkt?«
> »Was hindert dich, das öfter zu haben?«
> »Wo im Körper kannst du das Erfolgserlebnis spüren?«

Lasse es sich von dort ausbreiten, bis es den ganzen Körper erfüllt.

> Nun kommt die Freundin an die Reihe.
> Sie erzählt jetzt ihr glücklichstes Erlebnis (dann weiter wie oben).
> Danach tauscht euch ausführlich miteinander über das Erlebte aus.

Erinnern der eigenen Wurzeln
Nicht zuletzt durch unsere im letzten Jahrhundert »psychologisierte« Vergangenheit, ist es oft für die Menschen schwer, sich unbelastet und voller Dankbarkeit den eigenen Wurzeln zuzuwenden.

»Da gibt es nichts Positives, was sich zu erinnern lohnte«, ist die häufige Antwort, die ich bekomme.

Auch wenn nicht die schlimmsten Kindheitsverletzungen vorliegen, gilt eine kritische Distanz zu den Eltern, die ja so viele Fehler gemacht haben, bei uns Westeuropäern als Zeichen differenzierten Denkens. Selten ist jemand stolz auf »den Stall, aus dem er kommt«. Anders erlebte ich es zum Beispiel bei Russinnen, mit denen ich gearbeitet habe. Bei ihnen herrschte immer Wertschätzung für die Eltern. Kritik kam nicht auf.

Erst mein Hinweis, dass wir unsere Eltern und Vorfahren immer in uns tragen, in unserem Erbgut, lässt langsam die Bereitschaft wachsen, nach den Schätzen im Stammbaum zu suchen. Mit den Übungen gelingt es meist, Neugier zu wecken. In der Folgezeit wurden oft Nachforschungen bei noch lebenden Familienmitgliedern angestellt und auf den Dachböden die Familienfotos ausgegraben.

Dieses neu geweckte Interesse hat schon Familien wieder zusammengeführt, gespeist aus dem Bedürfnis: Wer könnte mir noch etwas erzählen? Wer lebt noch? Wen kann ich befragen? Viele spannende Familiengeschichten waren das Ergebnis.

Nicht immer sind noch lebende Familienmitglieder oder alte Freunde zu erreichen, die Sie ausfragen könnten zu Ihrer Familie. Dann geht es darum, dass Sie Ihrem inneren Wissen vertrauen und sich von den Bildern Ihrer Speicherungen führen lassen, dass Sie einfach den auftauchenden Erinnerungen vertrauen.

ÜBUNG: **Mein Stammbaum**
(Methode aus der Gestaltarbeit)

Ziel:
> Allgemeine Ich-Stärkung
> Entdeckung von Potenzialen der Familie
> Das positive Familienerbe erkennen
> Sich Kraft von den eigenen Ahnen holen
> Familienschätze bergen
> Stolz auf das Gewordensein entwickeln

Weg:
Lege dir wieder dein Reisetagebuch zurecht.
Entspanne dich in der gewohnten Weise: Beobachte einen Moment deine Atmung, ohne sie verändern zu wollen. Dann stell dir vor, du machst einen Waldspaziergang. Es kann ein Wald sein, den du kennst, in dem du schon öfter gelaufen bist, oder ein Wald, der gerade in deiner Fantasie auftaucht.

Benutze all deine Sinne:
Du schnupperst die Waldluft. Duftet es vielleicht harzig oder eher nach modernden Blättern auf dem Boden? Wie fühlt sich der Boden unter deinen Füßen an? Weich und nadelig? Oder hart und verkrustet?

Hörst du Geräusche? Vogelstimmen oder Bachplätschern? Sonnenstrahlen fallen schräg durch die Bäume und du siehst Sonnenstäubchen tanzen. Öffne all deine Sinne für diesen Wald.

Während du immer tiefer in den Wald gehst, erregt ein großer Laubbaum mit mächtigen Wurzeln deine Aufmerksamkeit.

Als du näher kommst, siehst du, der Baum hat ein Schild umhängen mit der Aufschrift »Stammbaum«. Du näherst dich noch weiter an und entdeckst, dass es eine Tür gibt, die in den Baum hineinführt.

Neugierig öffnest du die Tür. Im Inneren führen Stufen hinunter auf einen ersten Treppenabsatz. Dort siehst du zwei Türen vor dir. Auf der einen steht »Vater«, auf der anderen »Mutter«. Welchen Raum willst du zuerst erkunden?

Wenn du die Tür zu dem gewählten Raum öffnest, siehst du, dass er ganz Typisches für deinen Vater/deine Mutter enthält.

Schau dich um, wie ist der Raum eingerichtet? Was fällt dir auf in diesem Raum? Lasse dir Zeit beim Umschauen.

Dann frage dich:
> Was ist typisch für diesen Elternteil?
> Was hat dieser Mensch an positiven Dingen, was hat er Gutes ins Leben gebracht?
> Was waren seine »Geschenke« für die Welt?
> Was sind (waren) die Charakteristika, Potenziale dieses Elternteiles?

Wenn abwertende Erinnerungen oder Erzählungen über diese Person auftauchen, schicke sie weg. Es geht jetzt hier

nur um das, was diesen Elternteil zutiefst ausgemacht hat, das Positive an ihm/ihr.
Mach dir wieder Notizen und gehe dann noch einmal in die inneren Bilder zurück in den Baum.
Verabschiede dich voller Dankbarkeit aus diesem Raum und betrete dann den Raum des anderen Elternteiles. Und wieder schaust du dich um und stellst dir die gleichen Fragen.
Schau dich um, wie ist dieser Raum eingerichtet? Was fällt dir auf in diesem Raum? Lass dir wieder Zeit, alles zu erkunden.

Dann frage dich:
> Was ist typisch für diesen Elternteil?
> Was hat dieser Mensch an positiven Dingen, was hat er Gutes ins Leben gebracht?
> Was sind (waren) die Charakteristika, Potenziale dieses Elternteiles?
> Was waren seine »Geschenke« für die Welt?

Wenn abwertende Erinnerungen oder Erzählungen über diese Person auftauchen, schicke sie wieder weg. Es geht jetzt hier nur um das, was diesen Elternteil zutiefst ausgemacht hat.
Nachdem du dir Notizen gemacht hast, gehe wieder zurück in den Baum.
Bedanke und verabschiede dich auch von diesem Elternteil und seinem Raum.
Im Flur wieder angekommen, siehst du, dass es noch eine Treppe gibt, die weiter nach unten führt.
Auf dem nächsten Treppenabsatz findest du wieder zwei Türen:

»Großeltern mütterlicherseits« und »Großeltern väterlicherseits« steht darauf.

Wähle, welchen Raum du zuerst erkunden willst.
Auch wenn du deine Großeltern gar nicht gekannt hast, weißt du durch Erzählungen und ganz intuitiv in deinem Herzen sehr wohl, was das für Menschen waren.
> Was siehst du im Raum dieses Großelternpaares?
> Was ist typisch für diese Familie?
> Wie ist Oma?
> Wie ist Opa?

Erkunde den Raum und finde auch hier die jeweiligen Potenziale und das, was für diese Familie kennzeichnend ist (war).
> Was haben sie in die Welt gebracht?

Mache dir wieder Notizen, bedanke dich bei den Großeltern und gehe danach zurück in den Flur. Dort öffnest du die Tür zum Raum des zweiten Großelternpaares. Voller Dankbarkeit untersuchst du auch diesen Raum. Erforsche so gut es geht, was diese beiden geleistet und in die Welt gebracht haben. Mach dir Notizen.
Mit dem gesammelten Wissen von diesen beiden Generationen gehst du nun die Treppen wieder nach oben. Dabei wird dir klar, dass du Träger all dieser Merkmale bist. Sie sind Teil von dir, du hast sie abgespeichert in deinen Genen und in jeder Zelle. In diesem Bewusstsein trittst du aus dem Baum.
Voller Stolz schaust du dir deine Liste an und notierst von beiden Familien jeweils vier prägnante Merkmale.

Das könnten zum Beispiel sein: Fleiß, Durchhaltevermögen, guter Geschmack und vieles andere mehr.
Vielleicht hast du Lust, ein *Familienwappen* mit den acht Qualitäten der Ursprungsfamilien zu malen.
Umrande das Wappen mit einem Motto der Familien.
Dazu schreibst du:
Wir, die »*Soundso und Soundso*« (Namen der beiden Großelternfamilien einfügen) *bringen* »*das und das*« (Qualitäten einfügen) *in die Welt.*

Was nimmt mir mein Körper übel?

Wenn wir von unserem Archiv-Gedanken ausgehen, davon, dass die Zellen wie eine Datenbank arbeiten (siehe weiter unten), dann können wir unseren Körper wie ein lebendes Geschichtsbuch betrachten. Die Erlebnisse, gute wie schlimme, haben ihre Einträge darin hinterlassen. Meine Biografie ist zur Biologie geworden.

Wir haben uns schon an vielen Stellen in diesem Buch mit den Auswirkungen von Gedanken und Bewertungen auf unser Körpergeschehen befasst. Wir haben gesehen, wie die letzte Zelle noch auf Gedanken reagiert (Lipton).

Seit den 1970er-Jahren untersucht die Psychoneuroimmunologie (eine relativ neue Disziplin der Medizin) die Zusammenhänge, wie Gedanken und Gefühle durch unser biologisches System wandern und körperliche Reaktionen auslösen, die schlussendlich auch ihren Niederschlag auf unser Immunsystem haben.

Wir alle wissen, dass ein starkes Angstgefühl alle Körpersysteme aktiviert: »Ihr Magen verkrampft sich, Ihr Herz schlägt schneller, und Sie brechen möglicherweise in Schweiß aus. Ein liebevoller Gedanke kann dagegen Ihren ganzen Körper entspannen...« (Myss).

Dabei funktioniert der ganze Körper, jede Zelle, als Speicher für Erfahrungen und Erinnerungen. Gefühle, die von den Gedanken ausgelöst werden, aktivieren in unserem Gehirn chemische Stoffe, die Botschaften weitergeben und Reaktionen bewirken, bevor wir überhaupt Zeit zum Nachdenken hatten.

Caroline Myss (2000) beschreibt ein Beispiel, wie unsere Lernerfahrungen gespeichert werden: »Nehmen wir an, Sie hatten in der Schule Schwierigkeiten beim Rechnen. Das Wissen, dass ein Dutzend aus zwölf Stück besteht, trägt normalerweise keine emotionale Aufladung, die zu einer Veränderung der Gesundheit des Zellgewebes führt. Wenn Sie allerdings von Ihrem Lehrer gedemütigt wurden, weil Sie das eben nicht wussten, bekommt diese Erfahrung eine emotionale Aufladung, insbesondere, wenn Sie während Ihres Erwachsenenlebens öfter bei dieser Erinnerung verweilen oder sie Ihnen als Meilenstein dient, wie man mit Kritik oder Autoritätsfiguren, Erziehung oder Versagen umgeht.«

Die Annahme, dass das Material des Unbewussten oder der Psyche sich nur im Kopf befindet, wird seit Jahren von Körpertherapeuten der verschiedensten Richtungen ad absurdum geführt. Wir haben zu unserem Schutz in der frühen Kindheit die unterschiedlichsten »Charakterpanzer« entwickelt, um uns zu schützen. Dieser individuelle »Charakterpanzer«, der ursprünglich zum Schutz des »Ich« angezogen wurde wie ein wärmender, schützender Mantel, kneift nun vielleicht an vielen Stellen und behindert unser Leben, weil ich als Erwachsene unbewusst immer noch das Kindermäntelchen trage.

So wird ein geschulter Körpertherapeut mir schon von »außen« ansehen können, was mein Hauptlebensthema ist, ob es um Sicherheit, Nahrung im weitesten Sinn, Macht und Kontrolle, Freiheit oder Leistung geht.

Das Ganze macht deutlich, dass ich an jedem Punkt des Systems Mensch auch mit Veränderung anfangen kann. Ganz gleich, ob ich mit Körperübungen beginne, die alten Schutzmechanismen zu lösen, oder ob ich beabsichtige, meine Überzeugungssysteme zu verändern, ich werde damit einen Prozess der Weiterentwicklung, des Lebendigerwerdens, des Gesundens starten.

Denn wenn wir jetzt zurückschauen, zu den Auswirkungen von Haltungen und Annahmen auf das Immunsystem, so wird deutlich, wie die Beschäftigung mit sich selbst Gesundheit oder Krankheit mitbestimmt.

Wir dürfen hier nicht in den Fehler verfallen, der vielen Patienten eingeredet wird oder den sie sich selbst einreden: »Jetzt bin ich auch noch an meiner Krankheit schuld!«

Wieder beschreibt Caroline Myss es treffend: »… haben wir zu einem gewissen Grad Anteil an der Entstehung unserer Krankheiten. Das heißt nicht, dass wir uns dafür schuldig fühlen müssen: Niemand würde sich bewusst aussuchen, eine Krankheit zu kreieren, aber es mehren sich die Anzeichen, dass Krankheit eine Konsequenz aus Verhaltensmustern und Einstellungen ist, die wir nicht erkennen, die aber biologisch ›toxisch‹ wirken.«

Krankheit wäre dann nichts anderes als ein Irrtum, eine Kommunikationsstörung zwischen den Systemen Körper und Geist und könnte damit auch durch veränderte »Kommunikation« – sprich Gedankenmuster – beeinflusst werden.

Um diese Beeinflussung unserer Kraft und unseres Wohlbefindens allein durch Gedanken zu demonstrieren, machen wir in all unseren Gruppen den »Waagetest«.

1986 lernte ich im Rahmen des Bochumer Gesundheitstrainings bei Prof. Dr. Dr. Walter Niesel, der damals als Mediziner an der Ruhr-Universität Bochum lehrte, den unten stehenden Waagetest kennen. Er lud uns ein, die Wirkung unserer Gedanken auf unsere Kraft zu messen.

> **ÜBUNG: Waagetest**
> Nimm eine Badezimmerwaage (mit normalen Zifferblatt) in beide Hände und versuche sie mit den Handballen einmal ganz ruhig zu drücken, so fest du kannst, und halte dieses Gewicht kurz (merke dir die Kilozahl).
> Dann gehe in eine meditative Ruhe und versetze dich innerlich mit allen Gefühlen in eine Situation zurück, die dir keine Wahl zu lassen schien, die dich hilflos machte.
> Wenn du spürst, dass du diese Situation in deinem Inneren ganz deutlich wiedererlebst, drücke die Waage erneut, die Handballen liegen wieder auf der gleichen Stelle. Merke dir wieder die Kilozahl.
> Wahrscheinlich wirst du feststellen, dass schon die Gedanken an diese schlimme Situation Kraft kosten.
> Die Übenden sind dann meist nicht mehr in der Lage, das gleiche Gewicht zu drücken – es sei denn, sie hätten Wut verspürt, dann steigen die Werte. (Ein »Hoch« auf die Wut!) Am schlimmsten war der Kraftverlust (teilweise um 30 kg), wenn die Diagnosesituation wieder in der Erinnerung nacherlebt wurde.
> Nach einer kurzen Weile der Ruhe visualisiere dann eine Situation, in der du dich erfolgreich und gut fühltest. Gehe auch da wieder ganz tief in die Gefühle. Wenn du es wieder vollkommen spüren und erleben kannst, drücke erneut die Waage. Wahrscheinlich ist der Wert nun weit über den Ausgangswert angestiegen.

Mit dem Waagetest haben Sie ein weiteres Mittel, sich zu fragen: Tut mir dieses oder jenes gut? Sie können auch damit testen: Was gibt mir Kraft? Oder was raubt mir Kraft?

In meinen Lehrerfortbildungen wurden aus dieser kleinen

Übung »Doppelblindstudien« gebastelt, das heißt, die Waage wurde zum Beispiel so gehalten, dass der Drückende das Zifferblatt nicht sehen konnte, also seine Druckstärke nicht willentlich beeinflussen konnte. Denn auch in diesen Fortbildungen waren die Teilnehmer ungläubig und fassungslos vor der Kraft der eigenen Vorstellungen. Das Ergebnis war immer das Gleiche.

Das ergibt noch einmal ein vollkommen anderes Verständnis für unser Inneres Theater und die Inneren Dialoge: Ich programmiere pausenlos mein Wohlbefinden oder Unwohlsein, meinen Kraftzustand mit uralten Geschichten.

»Biologisch toxisch«, also »vergiftend« hatte Caroline Myss die Wirkung von Gedanken genannt. Nichts ist vergiftender als ein negatives Selbstbild. Ihre Selbstannahmen bestimmen Ihren Wert und damit Ihre Gesundheit.

Wie wir bereits in den Übungen erfahren konnten, haben wir alle Glaubenssätze oder Grundüberzeugungen, die zum großen Teil unsere Identität formen: konstruierte und konditionierte Systeme, um das Leben zu bewältigen.

Diese alten Muster müssen nicht notwendigerweise logisch sein. Oft sind sie aus kindlichen Beobachtungen, Rückschlüssen und Verhalten, das verstärkt wurde, entstanden. Viele dieser Prägungen sind einengend und schmerzlich, und doch sind sie oft der einzige Umgang, den wir mit dem Leben kennen, denn sie geben uns mit ihrem »Gerüst« eine scheinbare Sicherheit. Oft genug richten wir uns unser ganzes Leben so ein, dass wir immer wieder »Beweise und Bestätigungen« für unsere Annahmen finden. Unsere Selbstbilder zeichnen sich also vor allem durch Veränderungsresistenz aus – mein »Gerüst« könnte sonst ins Wackeln kommen oder gar einstürzen.

Abraham Maslow erzählte eine herrliche Geschichte: Ein Psychiater behandelte einen Mann, der glaubte, er sei eine Leiche. Trotz aller logischen Argumente hielt der Mann an seinem Glauben fest. Dem Blitz einer plötzlichen Eingebung folgend, fragte der Psychiater den Mann: »Können Leichen bluten?« Der Patient antwortete: »Das ist doch lächerlich! Natürlich können Leichen nicht bluten.« Nachdem er ihn um Erlaubnis gefragt hatte, ritzte der Psychiater den Finger des Mannes und drückte einen Tropfen tiefroten Blutes heraus. Der Patient schaute mit äußerster Verwunderung auf seinen blutenden Finger und rief: »Verdammt noch mal, Leichen bluten doch!« (nach Dilts, S. 36)

Die Archive

Wir haben immer von Erinnern, Verwahren, Speichern, von eingelagerten Geschichten gesprochen. Also muss es so etwas wie Bibliotheken, Datenbanken oder Archive in uns geben.

Sind das unterschiedliche Datenbanken für Körper, Geist und Seele? Oder ist es einfach ein ganz großer Speicher mit verschiedenen Abteilungen?

In unserem Körperarchiv begegnen uns Zellspeicher, die erlebte Traumata und Ängste verwahren und immer wieder hochspielen, zu den ungeeignetsten Zeiten, wenn äußere Geschehnisse das alte Erleben wieder anstoßen. Schockerlebnisse, die wir vielleicht »eingefroren« in einer gut versteckten Tiefkühltruhe verwahren, melden sich. Wir haben gesehen, wie wir allein durch Akzeptanz ihres Da-Seins ihre unterirdische Macht auflösen können.

Eng damit verknüpft ist das Geistesarchiv, das erfahrene Bedeutungen und Bewertungen verwahrt. Sozusagen unser Geschichtsbewusstsein, das das Bewusstsein unserer Lebensgeschichte verwaltet.

Das Seelenarchiv dagegen ist größer als unser persönliches Erleben. Es speichert die »Einlagen« des gemeinsamen »kollektiven Bewusstseins«: Menschheitserbe und Menschheitserinnerungen. Erinnerungen, die wir generell mitbringen und denen wir universal ausgesetzt sind: dem Gedächtnis von Generationen in Ländern und Nationen. Von denen man erst ganz langsam lernt, dass und wie diese überpersönlichen Erinnerungen unser persönliches Leben beeinflussen, dass es eine Art kollektive Vererbung, eine Vererbung jenseits der Gene (Epigenese) gibt.

Antonio Damasio, ein portugiesischer Neurowissenschaftler, stellte die Hypothese der *Somatischen Marker* auf. Auch er nimmt an, dass alle individuellen Erfahrungen, positive wie negative, eines Menschen im Laufe seines Lebens in einem emotionalen Erfahrungsgedächtnis gespeichert werden. Somatische Marker garantieren dann den blitzschnellen, automatischen Abruf dieser Erfahrungen bei Entscheidungsprozessen. Die Hinweise und Signale werden durch Körperempfindungen weitergegeben. Schauen Sie sich daraufhin noch einmal unsere Grafik auf Seite 17 an. Dort entsteht die Bewertung, ob etwas bedrohlich ist oder ungefährlich, aus der blitzschnellen Recherche im Pool »Erfahrungen, Erwartungen, Ideen und Glaubenssätze«. Erst nach der Bewertung reagiert der Körper mit Hormonausschüttungen und schließlich mit dem Herabsetzen der Immunabwehr.

Wir können also davon ausgehen, dass diese Speicherung und Markierung im Hirn, die einst der Überlebenssicherung gedient hat, uns auch heute noch bei jeder Entscheidung begleitet.

Also sind wir wieder bei unserer Arbeit hier.

> Womit fülle ich diesen Pool auf?
> Mit positiven oder negativen Erlebnissen?
> Befreie ich die verborgenen Schätze, die hier genauso gespeichert sind?
> Worauf richte ich mein Augenmerk? Auf Potenziale oder Mängel?
> Was setze ich mit meinen Gedanken ins kollektive Netz?

Zu den zu bergenden Schätzen in den Archiven gehört auch die gesunde Urform Ihres Körpers, die Urmatrix und die Erinnerung an das Heilsein.

Wir werden im letzten Teil dieses Buches zu diesen Erinnerungen vorstoßen.

Traumaarbeit der besonderen Art – Marker löschen

50 jährige Frau, verheiratet, ein Kind, Sekretärin, Brustkrebs. Die Operation lag fünf Monate zurück und die Anschlussheilbehandlungskur war gerade beendet. Sie meldete sich wegen anhaltender Schlafstörungen auf Empfehlung ihrer Krankenkasse bei mir zur Beratung. Nach sechs Einzelstunden nahm sie an der Gruppe im Krankenhaus teil (zehn Sitzungen innerhalb von zehn Wochen).

Mut und Selbstvertrauen waren ihr großes Thema während unserer Arbeit. Es begann mit ganz kleinen Schritte, die für sie sehr groß waren: sich die Autofahrt quer durch Berlin zuzutrauen, um ihren Mann am Flughafen abzuholen und Ähnliches. Am Ende der zehn Wochen kamen ganz andere Wagnisse: Sie nahm den Vorschlag von Kollegen an und ließ sich in den Betriebsrat wählen, sie, die kleine Frau, die immer dachte, sie hätte nichts zu sagen!

Nun hatte ich sie eingeladen, weil die Operation circa ein Jahr zurücklag, um eine Art Abschlussgespräch mit ihr zu führen. Schnell wurde klar, dass wir den Diagnoseschock aufarbeiten müssten. Sie erinnerte sich immer noch ganz deutlich an »die gedrückte Stimmung, als ob jemand gestorben wäre«, nach der Diagnosemitteilung durch die Chefärztin.

Wir hatten im Vorfeld große Mühe, einen gemeinsamen Termin zu finden, da mein Jahresurlaub bevorstand und sie beruflich stark eingebunden war. Es wurde schließlich nur ein Treffen in der Mittagspause am darauffolgenden Mittwoch sehr mühsam und mit einiger Hektik verabredet.

Wir saßen voreinander, ich machte Notizen in meinen Block und fragte, ob sie den Tag der Diagnose noch wüsste. »Ja, das war der Dienstag vor der OP, der 3. Mai 2005.«
»Wissen Sie auch noch die Uhrzeit?«, fragte ich.
»14.00 Uhr.«
Erst als ich das Datum niederschrieb, wurde mir bewusst, dass wir gerade ein Jahr später auf den Punkt zur gleichen Zeit hier zusammensaßen und mit dem Geschehen arbeiten wollten. Ich bekam Gänsehaut. Zeit und Raum stimmten. Der Operationssaal befand sich drei Stockwerke unter uns und es war der 3. Mai 2006 um 14.00 Uhr.
Wir waren beide überrascht und betroffen von dieser Synchronizität.
Sie erinnerte das letzte Jahr vor der Diagnose als sehr stressig, mit viel Angst (bei ihrem Mann war Blut im Stuhl festgestellt worden).
Wir beschlossen, die mit dieser Zeit verbundenen Glaubenssätze mit dem Körper abzufragen (mit kinesiologischen Muskeltests). Es kamen spontan die Sätze:

> »Ich opfere mich auf für die Familie.«
> »Ich hinterlasse nicht so ein Loch wie mein Mann, wenn ich gehen muss.«
> »Meine Gesundheit ist weniger wert, als die von allen anderen.«

Beim Zurückgehen in ein Lebensalter, wo die Ursachen für diese Annahmen liegen, kamen wir in die ganz frühe Kindheit. Sie sah sich, wie sie elf Monate alt war und bei der Großmutter lebte [dort blieb sie bis zu ihrem vierten Lebensjahr]. Es war, als ob sich ihr Körper erinnerte: Sie fühlte, dass sie sehr eingeschränkt war in ihrer Freiheit, Dinge zu erkunden. Und dass die Liebe immer an Bedingungen geknüpft war. Ihrem vorsprachlichen, unsicheren Gefühl zufolge war sie sich nie sicher, dass sie zurückkommen konnte, wenn sie sich zu weit weg wagte.

Wir lösten die alten Prägungen auf, entfernten sie mit Vorstellungsübungen aus dem Körper (s. u. »Übung: Umwandlung von negativen Selbstannahmen«).

Ihre neuen, positiven Glaubenssätze sind: »Das Leben ist spannend.« Und: »Die anderen trauen mir etwas zu.«

Vor allem der letzte Satz zeigt bis heute seine Wirkung: Sie strahlt jetzt aus, was sie kann, und stieg auf der Karriereleiter immer höher. Ihre Gesundheit ist absolut stabil. Mit intensiven, langen Wegstrecken, die sie geht (täglich zweimal eine Stunde zur Arbeit und zurück, wenn es das Wetter erlaubt), und mit Turniertanzen hält sie sich fit.

Ist dieser Fall ein Beweis, dass Schocks und Traumata nicht nur in unseren Zellen oder in unserem Gehirn gespeichert sind, sondern auch in einem Feld von Zeit und Raum (Alex)?
› Was machen Jahrestage mit uns, auch wenn wir sie nicht bewusst erleben?
› Was speichern Orte über das Geschehen an jenem Platz?
› Gibt es ein Gedächtnis von Orten und Plätzen?
› Oder ist alles außerhalb von uns gespeichert?
› Sind wir immer damit verbunden, bis wir es lösen?
› Oder gehen wir ins Feld, ins Netz, um Erfahrungen abzurufen?

Ein spannendes Forschungsgebiet der Traumatologie, aber auch der Hirnforschung deutet sich hier an.

ÜBUNG: **Umwandlung von negativen Selbstannahmen** (auf CD)

Ziel:
> Veränderung und Umkehrung eines negativen Glaubenssatzes
> Wertschätzung und Annahme der Geschenke des Guten im Schlechten

Weg:
Setze dich auf einen bequemen Stuhl, entspanne dich. Bringe dich mit ein paar tiefen Atemzügen wieder in die Ruhe. Lass deinen kindlichen Überzeugungssatz noch einmal in dir auftauchen. Was hat der Kritiker zu dem Kind gesagt? »Du bist ...«
(Eventuell mit Waage testen, was es mich immer noch an Energie kostet, wenn ich nur daran denke.)
Und nun vergegenwärtige dir alle Chancen, die du durch diesen Satz hattest.
> Was musstest du entwickeln, um das zu überleben?
> Welche Stärken hast du dadurch entwickelt?
> Was hat es dir alles gebracht?
> Wozu hat es dich angespornt?
> Was hast du in deinem Leben dadurch erreicht?

Nun stell dir vor, du lässt eine Gestalt auftauchen, die deine höchste Weisheit verkörpert.
Tritt in diese Gestalt ein. Werde zu deiner höchsten Weisheit.
Steh auf und tritt als deine höchste Weisheit hinter deinen Stuhl.

> Du siehst die Frau/den Mann, die/der du bist, vor dir auf dem Stuhl sitzen. Du siehst/kennst ihren/seinen alten Glaubenssatz: »Ich bin… «
> Als höchste Weisheit siehst du aber viel mehr. Du siehst alle Anlagen, alle Potenziale der Person, die vor dir sitzt.
> › Was will sich da gerade entwickeln?
> › Welche Lernchancen hat diese Person?
> › Welches Wachstumspotenzial ist noch nicht ausgeschöpft?
>
> Die höchste Weisheit macht jetzt eine positive Umkehrung aus dem Satz:
> » Ich bin…« (»Wenn der Satz für Sie wie die größte Lüge klingt, ist er genau richtig«, sagte einer unserer Trainer zu uns.)
> Lasse diesen neuen Satz in deinen Körper fallen. Er bringt ganz viel Licht mit und drängt alles hinaus, was vorher an negativen Sätzen gespeichert war. Schau zu, wie sich die gute Nachricht über dich in deinem Körper ausbreiten darf, wie alles hell, licht und warm wird.
> Genieße das damit verbundene Gefühl und lasse dir Zeit, hierhin in den Raum zurückzukommen.

In einer meiner Gruppen im Waldkrankenhaus notierte ich nach der Übung einige dieser neuen Glaubenssätze, die ohne Scham und voll Inbrunst gesagt wurden:
› »Ich bin froh, dass es mich gibt.«
› »Ich bin stolz auf mich.«
› »Ich liebe mich, ich darf so sein, wie ich bin.«
› »Ich bin etwas Besonderes.«
› »Ich bin gut.«

- »Ich schaffe es.«
- »Ich kann alles erreichen, ich habe alle Hilfe.«
- »Ich bin wunderbar.«

Und niemandem war es mehr peinlich, so von sich zu sprechen.

Den Abwehrkiller Groll beseitigen – wo verschwende ich meine Kraft?

Beim Schreiben an diesem Buch will mir gerade zu diesem Kapitel nichts einfallen. Wochenlang versuche ich zu starten. Ich habe Arbeitshemmungen, nehme mir schließlich andere Kapitel vor, aber der Fluss ist gestoppt. Ich beschimpfe mich in der üblichen Weise für meine Disziplinlosigkeit: »Da setzt man sich doch einfach einmal dran und schreibt.« Aber mein Gehirn ist wie leer gefegt.

Bis ich eines Morgens aufwache und mir klar wird, warum ich diese Blockade habe.

Vor zwei Jahren habe ich den größten Verrat und Betrug meines Lebens erlebt. Wut, Trauer, Schmerz sind inzwischen körperlichen Symptomen gewichen. Ausgelöst durch Stürze, Verstauchungen will mich mein Körper dazu zwingen, mich der Schmerzursache zu stellen. Er schmerzt mich so sehr, dass ich nicht mehr gut schlafe, der Nacken versteift sich immer mehr, sodass ich nur immer kurz am Computer sitzen kann.

Und was mache ich: Ich fahre alle medizinischen und alternativen Behandlungen auf, die ich kenne. Es fängt mit Schmerzmitteln und Entspannen an, geht über zu Physiotherapie und osteopathischen und energetischen Behandlungen, Wärmepackungen und Wärmflaschen. Wärme in jeder Form tut gut. Wärme ist das, was mir menschlich weggenommen wurde. Eine MRT (Magnet-Resonanz-Tomographie) zeigt, dass es *nur* Verschleiß ist: Die Halswirbelsäule hat arthrotische Veränderungen, die durch den Sturz aktiviert wurden und mir nun Entzündungsschmerzen bereiten. Ich springe mit dem nächsten Programm an: Arthrose und

Entzündung bedeuten, dass ich übersäuert bin. Natürlich, ich bin ja auch so sauer. Also mache ich sofort eine Azidose-Ausleitungskur und eine entsprechende Diät. Für die Langzeitentlastung der Wirbel müssen die Muskeln durch Übungen gestärkt werden. Anstrengend und zeitraubend ist das Ganze. Ich befürchte Gesundheitsstress. Nur ganz langsam zeigen sich kleine Erfolge. Ich kann den Kopf wieder mehr drehen und beugen.

Natürlich mache ich Supervisions- und Therapiestunden zu der Situation, habe Erkenntnisse und versuche, diese im Alltag zu leben. Der innere Frieden will sich einfach nicht einstellen.

Nächtliche innere Diskussionen: Hätte ich, wäre ich, Racheszenarien lassen den Schlaf unruhig werden. Kraftlos in den Tag, und das Kopfkino geht weiter. Von außen wird der Groll durch gemeine Anwaltsbriefe geschürt. Das Leben wird freudloser und immer anstrengender.

Und das alles mir, die ich seit Jahren die vergiftende Wirkung von Groll und Kränkungen sehe und mit den Patienten bearbeite!

Erst die absolute Annahme der Situation, des Schmerzes und der Verletzung und endlich das Jasagen zu einer Lektion und Prüfung, erlauben es dem Schmerz, sich aufzulösen. Ich habe mich von meinem Krampf, von meiner Halsstarrigkeit gelöst. Das heißt nicht, dass nun die Wirbel nicht mehr verformt wären. Sie müssen mich nur nicht mehr durch Schmerz an das erinnern, was ich mit mir mache und habe machen lassen. Ich habe meinen inneren Frieden damit gemacht.

Es gibt ein weites Spektrum an Groll: Er kann nur eingebildet sein, indem ich mir Kränkungen einrede, oder er ist riesengroß, wenn er durch Betrug und Verrat hervorgerufen wird. Die Wirkung ist die gleiche. Es zermürbt und vergiftet mich.

Den Manager, dem die Patente in der Firma gestohlen wurden, sehe ich an seinem Magenkrebs sterben. Die Gemeinheit hat jahrelang an ihm gefressen und genagt.

Groll über fehlende Anerkennung für Pflege im Familienbereich, ja, noch als Erbschleicher angeschuldigt zu werden, kränkt und verbittert eine andere Patientin zu Tode. Familienfehden bieten generell ein weites Feld für versteckten Groll, der nach und nach den Körper schädigt und angreift.

Ich schlage die ursprüngliche Bedeutung des Wortes Groll nach. Im Mittelhochdeutschen ist das Wort von »grellen« abgeleitet. Aber das hieß »zornig herausschreien«. Wenn wir das wenigstens täten! Es würde dann zu Wut, und die gibt erwiesenermaßen Energie und hat nicht diese im Untergrund arbeitende, fatale, manchmal tödliche Wirkung des Grolls. Aber Herausschreien passt gerade nicht in das Selbstbild von Krebspatienten.

Äußerlich sehr um Harmonie bemüht, begegnen wir den meisten von ihnen als äußerst freundlichen Zeitgenossen. Die Literatur über die »Krebspersönlichkeit« aus den 80er- und 90er-Jahren wird zwar heute stark hinterfragt. Und trotzdem ist es gerade das Motto der Krebspatientinnen: Niemandem zur Last zu fallen, eher für andere da zu sein, als sich um die eigenen Bedürfnisse zu kümmern. Oftmals Selbstaufopferung in der Pflege von Angehörigen, um dann häufig ein Jahr später selbst zu erkranken.

Aggressive, selbstsüchtige Ekelpakete, Krakeeler sind ganz selten unter ihnen zu finden. Und wenn, dann meistens mit hervorragenden Prognosen, was ihre Überlebenszeit betrifft. »Es erwischt immer nur die Besten« ist immer noch eine gängige und beliebte Feststellung in der Meinung der Umwelt. Ob der Groll nun berechtigte Ursachen hat oder nur einer fixen Idee entstammt, Sie sitzen auf einem Pulverfass. Ob Sie durch die Ungleichbehandlung beim Testament Ihrer Eltern tief getroffen sind oder jemand Ihren Vorstellungen nicht entsprechend handelt, es wächst die innerliche Vergiftung.

Ich habe eine Patientin erlebt, die ihrem Sohn lautstark verkündet hat, sie habe den Krebs nur bekommen, weil er die falsche Frau, eine Ausländerin, in die »gute« Familie gebracht habe. Mit ihren laufenden Hasstiraden belastet sie ihn so sehr, dass er sich nicht anders zu wehren weiß, als sie nicht mehr zu besuchen. Ich muss zugeben, dass mein ganzes Streben während der letzten Wochen im Leben dieser Frau nur darauf gerichtet war, sie diese Aussage von der »falschen Schwiegertochter« zurücknehmen zu lassen. Und nicht, damit es ihr besser ging, sondern damit der 28-jährige Sohn nicht mit dieser »Schuld-Hypothek« sein Leben lang belastet sein würde.

Auch wenn es noch nicht möglich ist, in großem Schmerz die Vergebungsarbeit zu machen, wie weiter unten beschrieben, so muss doch eine innere Trennung von den Hauptbeteiligten vorgenommen werden. Ich muss mich aus der Bindung, aus der Fixierung befreien. Ich muss in die Distanz gehen können, damit ich wieder den blauen Himmel sehen kann. Im anderen Fall verhindert mein Tunnelblick auf das schmerzhafte Geschehen, dass ich lebendig in meinem Leben stehe.

Groll lässt mich meines Lebens nicht mehr froh werden.

Sobald es Ihnen gelingt, daneben zu stehen, sich selbst zuzuschauen, werden Sie sehen: Es sind wieder nur Ihre Gedanken, die das innere Kino loslaufen lassen. *Sie* entscheiden, ob es als Drama läuft oder als Komödie und Lachnummer.

Nach viel innerer Arbeit habe ich mich entschieden, meine Grollursachen als Schmierenkomödie anzusehen, in der ich keine Rolle mehr übernehmen werde. Und schon schmerzt mein Nacken nicht mehr, und ich kann wieder schreiben.

Sie können natürlich auch die Filterübung von oben praktizieren und den Groll symbolisch aus Ihrem Körper herausfiltern.

Noch wirkungsvoller und äußert aufschlussreich ist allerdings die unten vorgestellte Übung zur Lösung aus problematischen Beziehungen. Aufschlussreich und erhellend deshalb, weil Ihnen bildlich die Verbindungen zu der anderen Person gezeigt werden. Ihr inneres Erleben von angenommener Abhängigkeit wird deutlich. Sie können den Wert und Sinn dieser Verbindung verstehen und sich dann entscheiden, ob Sie diese Art von Verbindung noch brauchen oder noch wollen. Haben Sie sich entschieden, sich zu befreien, wird das Loslösen ebenso symbolisch praktiziert.

Um diese innere Abhängigkeit zu erkennen und die innere Trennung zu vollziehen, benutzen wir das, was wir »Puderzuckerübung« nannten.

PUDERZUCKERÜBUNG
Lege dir wieder Tagebuch und Schreibzeug zurecht.
Bringe dich in gewohnter Weise mit ein paar tiefen Atemzügen in die Entspannung.
Du hast die Augen geschlossen und siehst dich innerlich aufrecht stehen. Die Person, von der du dich lösen willst, siehst du in circa einen bis eineinhalb Metern Abstand dir gegenüberstehen.
Lasse dir Zeit, dich in diese Situation einzuspüren.
Nun wirf eine Handvoll Puderzucker oder Zauberpulver zwischen euch beiden in die Luft. Während das Pulver herunterrieselt, werden unsichtbare Verbindungen sichtbar. Ähnlich wie Tau, der Spinnweben sichtbar macht.
Erlaube allen Bildern, die kommen wollen, aufzutauchen.
Du kannst vielleicht die zartesten Verbindungen sehen, aber auch Ketten oder Seile, die würgen und fesseln. Alles darf auftauchen.
Mit geschlossenen Augen fragst du nun das aufgetauchte Bild:
> Was willst du mir zeigen?
> Wie alt bist du?
> Wozu habe ich dich gebraucht?
> Wie behinderst du mich?

> Was ist dein Geschenk für mich?
> Brauche ich dich noch?
> Will ich dich noch?

Wenn du dir sicher bist, dass du diese Art von Verbindung nicht mehr brauchst und nicht mehr haben willst, beginne ganz langsam und vorsichtig, sie zu lösen.
Du beginnst mit der Lösung an *deinem* Körper. Ohne Gewalt, ohne dich selbst zu verletzen.
Es stehen dir alle erdenklichen Hilfsmittel zur Verfügung. Vielleicht reicht Wasser, um es abzuspülen. Oder du nimmst einen Lichtlaser oder einen Balsam, der die Verbindungsstellen aufweicht. Manchmal reicht es schon, einen Schritt zurückzutreten, und die Verbindungen fallen herunter. Oder du lässt sie an deinem Körper herunterrutschen und steigst im wahrsten Sinne des Wortes aus.
Fühle nach, ob an deinem Körper Wunden oder Narben zurückgeblieben sind. Dann behandele diese mit einer äußerst wirksamen, innerlich vorgestellten Heilsalbe.
Du überlässt die andere Person sich selbst. Du kannst sie aber auch ins Licht schicken, während du dich abwendest und deine eigenen Wege gehst.

Wie ich Vergebung kennenlernte – oder »Du musst dich nicht ändern, damit es mir gut geht«

Dieser Satz hat es in sich. Und er kann Ihr Leben verändern.

Am Anfang meiner Arbeit (1986) wurde ich von Freunden zu einem Mann mit Magenkrebs im Endstadium gerufen. Er würde keine Ruhe finden, könne nicht loslassen, könne nicht sterben, und sein Leben sei nur noch eine Quälerei. Ich hatte keine Ahnung, was ich da tun könnte, wie ich ihm helfen könnte. Aber die Freunde hatten Vertrauen in meine Arbeit. Etwas hilflos saß ich an seinem Bett. Er machte große Anstrengungen, mir etwas mitzuteilen, wollte irgendetwas loswerden, konnte aber nicht sprechen. Ich gab ihm einen kleinen Zettel, und mit fast unleserlicher Schrift schrieb er: »Ich möchte meinen gerechten Frieden finden.« Also irgendetwas, ein Schuldgefühl, schien ihn zu bedrücken. Nun bin ich kein Beichtvater. War er bei mir an der richtigen Adresse? Aussprechen oder eine belastende Situation anzusprechen schien nicht mehr möglich.

Ich folgte meinem Herzen und sagte ihm: »Ganz gleich, was Sie irgendwann geleistet haben, falsch gemacht haben, was sie sich übel nehmen, wenn es so etwas wie eine Gerechtigkeit gibt, dann haben Sie durch Ihr Leiden alles abgelitten, alles wieder gut gemacht, was man nur machen kann.«

Ein großes Strahlen glitt über sein Gesicht. Er schaute über mich hinweg, als ob er andere Menschen oder Engel vor seinem Bett stehen sah. Die Lippen bewegten sich, das Strahlen hielt eine halbe Stunde an. Am nächsten Tag hörte ich, dass er abends ganz friedlich eingeschlafen war.

In dieser dramatischen Form habe ich Erlösung nie wieder erlebt. Aber immer wieder war es Thema der Schwerstkranken. Oft war es wie ein Verhandeln: Ich muss in meinem Leben noch Ordnung schaffen, Dinge bereinigen, meinen inneren Schweinehund kundtun und eine Art Absolution erhalten. Oder es musste einfach einmal ausgesprochen werden: Ich war ein Schwein in der Firma, ich habe Leute schikaniert, dies und jenes getan. Ist meine Krankheit jetzt die Strafe dafür? Die Verhandlungen gingen bis zu Spenden an Organisationen, in einem Fall wollte eine Frau unbedingt noch ein Kind adoptieren. Den Himmel gnädig stimmen?

Auf der einen Seite begegnete mir immer wieder dieses Bedürfnis nach Wiedergutmachung und Selbstvergebung. Auf der anderen Seite machten wiederum alte, erlittene Verletzungen den Patienten das Loslassen unglaublich schwer. Vergebung schien für beide Seiten eine Lösung zu bieten. Nur schien mir der christliche Vergebungsgedanke, auch noch die andere Wange hinzuhalten, in schweren Krankheitssituationen eine Zumutung. Als ich dann auf der Psychosynthese-Weltkonferenz 1988 eine betagte Amerikanerin kennenlernte, die eine ganz andere Art der Vergebungsarbeit anbot, fühlte ich meine Gebete erhört, meine Unsicherheit im Umgang mit diesen schwierigen Situationen, die eigentlich eine Seelsorgerin gebraucht hätten, weichen.

Dr. Edith Stauffer hatte aus den Essener-Schriftrollen, die 1948 am Toten Meer gefunden worden waren, ein Ritual entnommen und weiterentwickelt, in dem bei aller Liebe und Nächstenliebe der Aspekt der Selbstbestrafung aufgelöst wurde.

Nicht: Ich halte auch noch die andere Wange hin, wenn ich verletzt wurde. Sondern:

Ich höre auf, mich dafür zu bestrafen, was der andere mir angetan hat.

Denn nichts anderes ist es als eine aktive Selbstbestrafung, die nach Absolution schreit.

Ein weiterer Kernsatz ist:

Nicht: Ich bin nur zufrieden, wenn du endlich meine Erwartungen und Wünsche erfüllst.

Sondern:

Du musst dich nicht ändern, damit es mir gut geht.

Ich hole damit die Selbstverantwortung für meinen Frieden wieder zu mir zurück und gebe den anderen frei, den ich bis dahin mit meinen Erwartungen gebunden habe. Und auf deren Erfüllung ich bis zum St. Nimmerleinstag warten kann. Oft weiß der andere gar nicht, was er mir angetan hat.

Ich verlasse meinen Groll und vergebe.

In beeindruckender Weise führte Edith Stauffer im Seminar ihre Methode vor. Sie bat um einen Freiwilligen. Ein Mann meldete sich, dessen Stiefvater ihn sexuell missbraucht hatte. Ich bewunderte den Riesenmut, in einer Gruppe vor circa 45 Menschen mit diesem Thema zu arbeiten. Es war anrührend und tief gehend, viele von uns weinten, als er durch das Ritual geführt wurde, sein Leiden schilderte und was er sich als Kind stattdessen gewünscht hätte. Die Mutter, die ihm nicht geglaubt hatte, hatte den Verletzungen noch die Krone aufgesetzt, als sie diesen Stiefvater als Vorerben für den elterlichen Betrieb eingesetzt hatte.

Zu aller Rührung kam mein kritischer Verstand, der sich meldete: So einfach kann das gar nicht gehen. Mit dem Ritual kann man doch nicht so eine Riesenverletzung heilen. Da sagte dieser Mann: »So, und nun werde ich mein Erbe herausklagen.« Das war für mich die sichere Bestätigung für die Heilung. Er hatte das bisher vor lauter Scham nicht geschafft. Nun war er zurück in seiner Kraft.

Danach habe ich monatelang mit mir geübt und zuerst jede kleine Kränkung, später immer größere Verletzungen mit dem Ritual gelöscht.

Löschen ist genau das richtige Wort: Unsere Verletzungen haben sich zelltief eingegraben. Sie haben Spurrillen in unserem Gehirn angelegt: Wir erzählen uns und vielleicht sogar anderen immer wieder die Story des Geschehens. Wir können das Drama nicht loslassen. Dabei haben wir weiter oben gelesen: Wir werden zu den Geschichten, die wir immer wieder über uns erzählen. Wir setzen sehr stabile Muster ins »Netz«.

Die Befreiung ist unglaublich: Worüber ich seit Jahrzehnten grolle, was mich immer wieder einholt, kann gelöscht werden. Ganz gleich, ob es sich um kleine Ärgernisse handelt oder um tief gehende Kränkungen. Das Spektrum will ich in den nächsten Beispielen vorstellen.

Fallbeispiele
Eine Frau von circa 60 Jahren, die vor fünf Jahren Brustkrebs hatte, reist von weit her zur Behandlung an, weil sie sich und dem Leben nicht vertraut und schon gar nicht ihrem Ehemann. Wir beschließen ein Intensivprogramm zu machen, um direkt zu ihrer Kernverletzung vorzustoßen.

Der Dreischritt: Die Kernverletzung und den daraus gebildeten Kernschatten zu entdecken, beides zu erlösen, um die dahinter versteckte Kernkompetenz zu befreien, geht auf die Schweizer Psychotherapeutin und Mystikerin Pia Gyger zurück.

Die Kernverletzung der Patientin entstand vor 32 Jahren: Während sie schwanger ist mit ihrem zweiten Kind, betrügt der Ehemann sie mit der Nachbarin. In der ungeschützten, so verletzlichen Situation der Schwangerschaft fühlt sie sich verraten und zutiefst verletzt. Den Kindern zuliebe trennt sich das Ehepaar nicht. Der Riss aber bleibt. Sie fährt bis heute mit ihm auf Dienstreisen und beäugt dabei seine Aktivitäten misstrauisch.

Es gelingt uns, das Drama noch einmal zu durchleben und dann zu löschen.

Von ihrem behandelnden Psychiater in Berlin, zu dem ich kollegialen Kontakt habe, höre ich später: »Meinst du nicht, dass das ein bisschen zu schnell war?« (nach 32 Jahren!)

Die Heilung zeigt sich nicht nur darin, dass sie jetzt mehr Raum für ihr Leben hat, weil sie ihn nicht mehr kontrollieren muss. Selbst ihr Mann legt ein verändertes Verhalten an den Tag: Er muss nicht mehr täglich gegen ihr Misstrauen ankämpfen.

Ein Mann, 70-jährig, verheiratet, zwei Kinder, fünf Enkel, ist schwer herzkrank: Von Kindesbeinen an vom Vater als Memme verspottet, weil er sich nicht für Fußball interessiert, lebt er sein ganzes Leben im Beweiszwang, keine Memme zu sein. Höchste sportliche Leistungen, Karriere beim Militär, intakte Familie, Hausbau, alles wird getan, um dem Vater Bewunderung oder wenigstens Zustimmung abzuringen. Er ist tüchtig in allen Bereichen, tut alles für den Vater. Und von dem kommt nichts anderes zurück als nur Kränkungen. Die letzte Kränkung, als der Vater uralt stirbt, ist ein ungerechtes Testament, in dem die Kinder unterschiedlich bedacht sind und seine Kinder schlechter behandelt werden, als die seiner Schwester. Über den Tod hinaus wurmt und grollt es in ihm. Sein ohnehin krankes Herz bricht fast.

Es ist so viel Lebensfreude und Lebenskraft zerstört.

Während ich dieses Buch schreibe, steht die Lösung dieses Falles noch an. Ich hoffe auf die baldige Bereitschaft des Patienten, sich helfen zu lassen.

Wenn wir in den Kursen zu diesem Teil der Arbeit kommen, ist es oftmals sehr schwer, den hinter der Vergebung liegenden eigenen Gewinn zu sehen. »Dem vergeben? Nie im Leben! Dem soll es nicht besser gehen«, sind die ersten Reaktionen auf das Angebot. Es braucht viel Vorarbeit, einzusehen, dass Sie die Einzige sind, die unter diesem Drama leidet, die sich weiterhin für das Geschehen bestraft. Ich bitte dann immer, mit ganz kleinen Ärgernissen anzufangen. Ärgernisse, die Sie immer noch innerlich durchspielen und für die Sie ständig neue Drehbücher schreiben: »Hätte ich doch gesagt, gemacht ...« – »Ich sollte ... « – »Wenn sie/er sich doch entschuldigen würde ...«

Unnützer können wir unsere Energie gar nicht verschwenden.

In einer der Berliner Gruppen suchten wir gemeinsam nach solchen leichter zu bearbeitenden Kränkungen und Enttäuschungen.

Eine Frau erzählte, dass ihr Mann, ein sehr geschickter Handwerker, bei Freunden das neue Haus gestrichen und tapeziert hatte. Seither hatten die Freunde nichts mehr von sich hören lassen, auch nie etwas angeboten oder gezahlt für die wochenlange Abendarbeit, noch nicht einmal die Materialkosten. Sie schilderte uns ihren maßlosen Ärger und die Enttäuschung über »die Freunde«.

Eine weitere Frau hatte ihrer Nichte für das letzte Jahr der Ausbildung ein möbliertes kleines Appartement in ihrem Haus zur Verfügung gestellt. Die Nichte war sang- und klanglos ausgezogen, hatte sogar noch Möbel mitgenommen und sich seit einem halben Jahr nicht mehr gemeldet.

Wir machten in der Gruppe gemeinsam das Ritual, bis sich die innere Erleichterung einstellte.

Als wir uns eine Woche später wieder trafen, waren zwei Wunder geschehen: In beiden Fällen hatten sich die »Missetäter« gemeldet.

In ersten Fall waren die Freunde mit einem Blumenstrauß vorbeigekommen und sagten: »Ihr kriegt ja auch noch Geld von uns.«

Im zweiten Fall rief die Nichte kleinlaut an und bedankte sich. Als ihre Tante sagte, sie hätte es als besonders schlimm empfunden, dass sie die Möbel mitgenommen habe, kam ganz vorsichtig: »Soll ich sie dir zurückbringen?«

»Nein, aber ich hätte mir gewünscht, du hättest mich gefragt«, konnte die Tante dann aus vollem Herzen sagen (Brode, 2010).

In beiden Fällen war das Eis gebrochen: die inneren Streitgespräche und Rechtfertigungen und Richtigstellungen unterbrochen, weil ausgesprochen werden konnte, was vorher verletzt hatte.

Noch nie hatte ich so rasche Resultate erlebt. Wir haben in der Gruppe lange diskutiert, wie so etwas geschehen kann. Wie merkt der andere, über eventuell sogar weite Entfernung, wenn ich ihn endlich loslasse: »Du musst dich nicht ändern, damit es mir gut geht.« Wie wirkt das, was wir so täglich mit unseren Gedanken »ins Netz stellen«? Sind das Wunder, oder muss man Quantenphysiker sein, um unsere Allverbundenheit erklären zu können?

Neben dem Effekt, dass nun viel private Vergebungsarbeit zu Hause weiter geübt wurde, mit »nörgelnden« Nachbarn und »blöden« Kollegen, hatten die beiden »Wunder« den Glauben in die eigene Kraft der Veränderung gestärkt.

Vergebung ist gerade ein Thema, das in der Luft zu liegen scheint. In vielen Büchern bearbeitet, ja sogar in Illustrierten abgehandelt, wenn zum Beispiel die Ehefrauen von Stars oder Politikern den untreuen Männern vergeben. Irgendwann im unserem weiterführenden Fortgeschrittenenkurs wurden dann die Ideen von Hoopoono, einer hawaiianischen Vergebungsarbeit, aufgegriffen. Die Idee ist dort sogar noch umfassender: Sie geht von der Annahme aus, dass wir auf eine andere Person unsere schlechten Charakterzüge, unsere Schattenseiten projizieren. Die andere Person, die mich gekränkt hat, lebt nun mit ihrer Negativität lediglich meinen Schatten aus. Heilung geschieht dann nur, wenn ich alles zu mir zurücknehme, mich dazu bekenne. Die Gedankengänge, dass ich mich dafür beim Angreifer entschuldigen und bedanken muss, dass er an meiner Stelle meine negativen Seiten für mich lebt, fanden nicht so schnell Anhänger in unseren Gruppen (Dupree).

Aus eigener Erfahrung weiß ich, wie schwer es ist, schmerzhafte Kränkungen zu vergeben. Aber ich weiß auch, dass es sich immer gelohnt hat, wenn ich dranbleibe und mich Stück für Stück für meinen Seelenfrieden entscheide.

Die Möglichkeit zur Vergebung setzt allerdings im Vorfeld eine gehörige Auseinandersetzung mit der Situation, eine Klärung, eine Meinungsfindung mit deren Konsequenzen voraus –

schließlich sollte eine Wiederholung der Situation ja möglichst vermieden werden.

Sich zu entscheiden ist dabei das Wichtigste. Es braucht die Entscheidung von mir, ich muss meinen Willen gebrauchen. Ich muss die Situation und die Speicherung für mich ändern *wollen*.

Edith Stauffer sagt:
»Vergebung ist die Bereitschaft, eine bestimmte Haltung einzunehmen. Es ist die Bereitschaft vorwärtszugehen. Es ist die Bereitschaft, es sich besser gehen zu lassen und weniger zu leiden. Es ist die Bereitschaft, Verantwortung für sich persönlich zu übernehmen und den anderen zu erlauben, für sich selbst Verantwortung zu übernehmen. Vergebung ist die Entscheidung, sich nicht länger für die Fehler anderer zu bestrafen. Es ist die Entscheidung, wieder in den Fluss der Liebe und des Lebens zurückzukehren.«

Seelenfrieden kann einkehren, wenn die Heilung vollzogen ist und ich sagen kann:
»*Ich gebe allen Menschen die Freiheit, so zu sein, wie sie sind, damit sie das werden, wozu sie Gott ausersehen hat.*«

ÜBUNG: **Vergebungsritual**
(nach Dr. Edith Stauffer: *Unconditional Love and Forgiveness* in Verbindung mit Eileen Caddy)

Setze dich bequem hin und bringe wie gewohnt deinen Körper mit der Atmung in die Ruhe. Schau einfach wieder deiner Atmung zu. In dieser Ruhe denke an jemanden, der dir Verletzungen oder Schmerz zugefügt hat. Du siehst diesen Menschen jetzt vor deinem inneren Auge stehen. Es

kann jemand aus deiner Verwandtschaft, ein Partner, ein Freund, ein Kollege von dir sein. Such dir für den Anfang und das Einüben nicht die größte Verletzung aus.
Vielleicht empfindest du immer noch Schmerz, wenn du an diese Situation denkst. Lass alle Gefühle, die jetzt hochkommen, einfach da sein. Ganz gleich, ob es Hass, Schmerz, Wut oder Eifersucht ist. Lass alles da sein. Auch Trauer und Tränen haben hier ihren Platz.
Nun nimm dein Tagebuch zur Hand: Schreibe den Namen der Person auf. Was nimmst du dieser Person übel? Mach dir Notizen zur Situation.
(Nimm dir mindestens fünf bis zehn Minuten Zeit dafür.)
Dann schließt du erneut deine Augen.

Schritt 1:
Sage laut zu dir selbst:
»Ich höre auf, mich selbst zu bestrafen, indem ich mich verletzt fühle, weil (Name) mir das (benenne die Situation) angetan hat (oder noch immer antut).«

Schritt 2:
Stelle dir vor, dass die Person, der du vergeben willst, jetzt vor dir steht.
Während du das Bild dieser Person vor deinem inneren Auge festhältst, sagst du laut:
»Es wäre mir lieber gewesen, wenn du, was auch immer du gesagt oder getan hast, es anders gesagt oder getan hättest.«
Mache hier eine innere Auflistung, was du dir alles anstelle der Kränkungen gewünscht hättest.

Schritt 3:
Dann sage dir:
»Aber du hast es nicht getan. Ich entscheide mich jetzt, dies alles loszulassen und frei davon zu sein. Ich will mich nicht länger damit quälen.
Darum lasse ich jetzt alle Forderungen, Erwartungen und Bedingungen an dich los. Ich bestehe nicht länger auf meiner Forderung, dass du auf eine bestimmte Weise zu sein hast.
Du bist absolut verantwortlich für deine Handlungen und ich entlasse dich jetzt zu deinem Besten.«

Schritt 4:
Verbinde dich nun mit der Sonne über deinem Kopf, öffne jetzt deinen Oberkopf an der Stelle, wo früher die Fontanellen offen waren, damit dieses warme, goldene Licht in dich einfließen kann. Du magst es dein Höheres Selbst oder die Liebe Gottes nennen.
Du merkst, wie sich dein Körper und dein Geist in diesem Licht ausdehnen.
Aus dieser Quelle fließt Wärme und Liebe in dich ein. Das Licht spült alle Forderungen, Bedingungen und Erwartungen an dein Gegenüber aus.

Schritt 5:
Während du deine Augen weiterhin geschlossen hältst und diese Liebe fühlst, sagst du dem Menschen, an den du nun keine Wünsche, Erwartungen und Forderungen mehr hast:
»Ich sende dir jetzt diese Liebe von meinem Höheren Selbst – so wie du bist und gewesen bist.«
Vielleicht magst du dir vorstellen, wie ein Strahl von deiner

Stirn zwischen deinen Augenbrauen zu dieser anderen Person hinfließt.
Dann sage dieser Person aus ganzen Herzen und mit Nachdruck:
»Du musst dich nicht ändern, damit es mir gut geht.«
Lass das Licht mit der bedingungslosen Liebe weiter von dir zu diesem Menschen fließen.

Schritt 6:
Beobachte jetzt deinen Körper. Wie fühlt er sich an?
Wenn sich noch kein Gefühl der Erleichterung im Körper eingestellt hat, frage dich, ob du etwas vergessen hast, was du dieser Person noch übel nimmst.
Dann beginne den ganzen Prozess von vorn, bis du im Herzen und mit dem ganzen Körper die Erleichterung spüren kannst.

Von Eileen Caddy kommt die Empfehlung, wenn sich gar keine Erleichterung einstellen will, das Geschehen nach oben abzugeben.
Sage zu dir selbst: »Ich habe in dieser Situation alles getan. Ich bin mit meinem Latein am Ende. Ich überlasse es einer höheren Macht.«
Stell dir vor, du gibst diese Person oder die Situation nach oben ab. Wenn du das aus ganzem Herzen sagst, kann sich Lösung ereignen.
»Dann fühlst du dich vielleicht, als sei eine schwere Last von deinen Schultern genommen. Du bist frei – vielleicht zum ersten Mal seit Jahren.«
Bedanke dich für die Hilfe deines Höheren Selbstes und komm in deiner Zeit in den Raum zurück.

Wenn die Vergebung geglückt ist, werden Sie es an Ihrem Verhalten merken. Es wird von Gelassenheit gegenüber diesem Menschen geprägt sein. Wenn Sie jemandem vergeben haben, der nicht mehr lebt, werden Sie mehr Ruhe mit seinem Andenken spüren.

Ein 48-jähriger Mann, der ein wahrhaftig gewalttätiges Elternhaus erlebt und vor 20 Jahren Hodenkrebs gehabt hatte, ging wie eine Marionette fast täglich zum Friedhof, stellte Kerzen und Blumen auf das Grab der Eltern. Diese Zwanghaftigkeit, obwohl nur Hasstiraden auf seine Eltern aus ihm heraussprudelten, konnte er sich nicht erklären. Nachdem wir über mehrere Sitzungen Vergebungsarbeit gemacht hatten, geht er heute ganz anders damit um. »Ich bin frei, sie zu besuchen, wenn mir danach ist. Ich habe kein schlechtes Gewissen mehr, ein schlechter Sohn zu sein.«

Nicht Gleichgültigkeit, sondern Gelassenheit zeigen den Erfolg an.

Diese Übung können Sie so oft machen, wie Sie wollen. Sie hilft bei kleinen Verletzungen und Enttäuschungen ebenso wie bei tiefen emotionalen Traumata. Sie ist immer dann hilfreich, wenn wir fühlen, dass Liebe blockiert ist.

Oftmals plagen mich aber genauso eigene Schuldgefühle. Es gibt Dinge, die ich mir selbst nicht verzeihen kann. Manchmal sind es nur Kleinigkeiten, oft hat es damit zu tun, dass ich mich nicht integer, nicht meinen Werten angemessen verhalten habe. Es ist wie eine permanente Selbstbestrafung, die sich genauso in mein Gehirn eingräbt und Spurrillen hinterlässt. Diese Selbstverurteilung kann ich genauso heilen, wie die Verletzungen durch andere.

ÜBUNG: **Selbstvergebung**
Führe mit dir selbst das oben beschriebene Vergebungsritual durch, nur dass du dir nun selbst begegnest und dir selbst sagst, was du besser hättest machen sollen. Dann gibst du dein Schuldpaket an dein Höheres Selbst ab und bittest um Entsorgung. Und achte auch da ganz genau darauf, ob du wirklich losgelassen hast. Dein Körper wird es dir zeigen. Ansonsten wiederhole die Übung, wenn du wieder dazu bereit bist. Es gibt nichts, wofür du von dieser liebevollen Instanz nicht Vergebung bekommen könntest, wenn du wirklich mit dem ganzen Herzen dahinterstehst und bedauerst und davon befreit werden willst.

Das Glückstagebuch
»Wir sind nicht dankbar, wenn wir glücklich sind, wir werden glücklich, wenn wir dankbar sind.« Dieses Zitat des österreichisch/amerikanischen Benediktinerpaters David Steindl-Rast hat uns in den Kursen immer zum Nachdenken gebracht. Glauben wir nicht, dass wir zuerst glücklich sein müssen, um Grund zu haben, dankbar zu sein? Wie kann ich es andersherum versuchen? Zuerst die Dankbarkeit zu kultivieren? Und daraus soll Glück entstehen?

Unsere Gruppentreffen beginnen immer mit einer kleinen Meditation – einer Atem- und Ankommübung. Dann folgt eine Befindlichkeitsrunde, in der der Anschluss an die Erfahrungen vom letzten Treffen geschieht. Daneben ist Raum für die Berichte: Was habe ich in der Zwischenzeit erlebt? Was ist mir wichtig? Was möchte ich den anderen von mir mitteilen? Nicht selten geht es dann in dieser Runde um Berichte über Arztbesuche, neue Diagnosen, Medikamente, die schlecht vertragen werden usw. Es kam oft zu hitzigen Einwürfen quer durch den Raum, nach dem Motto: Das ist noch gar nichts, bei mir war es viel schlimmer. Eine Art von Übertrumpfen der anderen Erfahrung mit noch negativeren Erlebnissen. Die Diskussion war von mir kaum zu stoppen. Oft endete die Runde schließlich in dem Spiel: »Wer ist die ärmste Sau im Stall?«, wie es einmal einer unserer Trainer nannte. Ich konnte sehen, wie gerade neu erkrankte Frauen immer ängstlicher wurden. Wertvolle Zeit ging der Gruppe verloren, die Stimmung der anderen Teilnehmer wurde in den Keller gezogen, und das Jammern brachte niemandem etwas. Ganz schnell artete das Ganze dann oft in Ärztebeschimpfung aus: Was ist nur alles wieder falsch gemacht worden und schiefgelaufen. Die Stimmung wurde bedrückt, und es konnte sogar geschehen, dass die eine oder andere Teilnehmerin nicht mehr kommen wollte.

Diese Grundschwingung wieder zu verändern kostete viel Energie. Den Blick auf Gutes zu richten, wäre in solchen Momenten wie eine Schönrederei erschienen. Lektionen über die Wirkung der sich verstärkenden Hiobsnachrichten hatten nur wenig Erfolg. Die Wirkung von Glückshormonen und Botenstoffen (Endorphinen, Dopaminen usw.), die nicht nur Wohlgefühl vermitteln, sondern bis in die letzte Zelle Einfluss nehmen, waren die eine Möglichkeit, Stimmung zu verändern. Aber Kopf-Einsichten allein helfen oft nicht aus einem negativen Hamsterrad.

Also ging es darum, neue Erfahrungen zu ermöglichen und sie auch zu erleben. Die Einführung des *Glückstagebuches* sollte alles ändern.

Ein kleines, hübsches Tagebuch wurde angeschafft. Jeden Tag sollten drei Dinge notiert werden, die man gut gemacht hatte, die einem wohlgetan haben, womit man anderen eine Freude gemacht hat, was einem Gutes widerfahren ist. Dinge, die zum eigenen Glück oder dem anderer beigetragen haben.

Es ging dabei nicht um »positives Denken«, darum, Dinge schönzureden, sondern darum, einfach den Blickwinkel zu verschieben, andere Dinge zu registrieren. Mit Aufmerksamkeit neu hinzuschauen, wach zu werden für die kleinen Dinge, die das Leben kostbar machen, *das* machte den ganzen Unterschied. »Meine Augen sind nicht mehr dieselben«, war der Kommentar einer begeisterten Teilnehmerin.

Die Eintragungen waren unterschiedlichster Art:
> Zu erfahren, dass das Untersuchungsergebnis »nur« ein Magengeschwür zeigte und keine neuen Metastasen: Das ist Glück!
> Einen Anruf zu erhalten von einer Freundin, die sich aus lauter eigener Angst nach der Erkrankung nicht mehr gemeldet hatte. Neue Freundschaft und Tiefe zu spüren: Das ist Glück!
> Eine alte, ziemlich einsame Dame hatte sich eine Dauerkarte für den Zoo gekauft und schwärmte vor allem von den Eisbären (es war die »Knut«-Zeit in Berlin). Beim nächsten Treffen brachte ihr jemand einen kleinen Schlüsselanhänger mit »Knutie« mit. Sie fühlte sich gesehen, wie noch nie zuvor. Das ist Glück!
> Und noch »kleinere« Dinge: die Schönheit einer Pflanze wahrzunehmen, an der man zigmal achtlos vorbeigelaufen ist, eine lästige Fliege als Wunderwerk der Natur zu entdecken. Das ist Glück!

Die positiven Berichte jeder Teilnehmerin in der Runde hoben die Stimmung, es wurde schon am Anfang der Sitzung viel gelacht. Die Achtsamkeit füreinander wuchs.

Der sehr oft gehörte Spruch: »Ich kann das Glas Wasser als halb voll oder halb leer betrachten«, fand hier eine schöne Entsprechung.

Sichtweisen wurden verschoben, Perspektiven verändert, und das neue Erleben wurde ganz bewusst mit Dankbarkeit registriert: Es gibt so viel Schönes in meinem Leben, es lohnt sich zu leben. Das Zitat von Sonja Buholzer: »Jeder Moment beinhaltet einen Notausgang zum Glück«, wurde lange diskutiert.

Zweites Geheimnis: »Jasagen« zu mir

Schatzsuche statt Fehlerfahndung haben wir auf unserer Reise zu uns selbst betrieben. Wir haben die Schätze wieder sehen gelernt. Da war so viel Gutes, es will nur gesehen werden.
Ich habe die Wahl!

Fragen Sie sich:
> Was habe ich alles zu bieten?
> Was habe ich schon alles geschafft und erreicht in meinem Leben?
> Was macht mich gesund?
> Was lässt mich gesund bleiben?
> Was macht mich froh?
> Was macht mich so einmalig und kostbar?

Unsere Schätze liegen oft tief verborgen unter Selbstkritik, Misserfolgserlebnissen und altem Groll. Ich bin vor lauter Gram und Ärger blind geworden für das, was ich habe. In dunklen Stunden schütte ich das Kind mit dem Bade aus: Es war alles schlecht. Ich habe nichts erreicht. Ich habe mein Leben vergeudet. Ich beschimpfe mich selbst und werte mich ab.

Wir haben uns in diesem Teil im *Geistesarchiv* umgetan. Haben unsere Gedanken, Annahmen und Handlungen, das, was wir getan oder gelassen haben, gesichtet. Wir haben Erinnerungen erlöst. Die Erkenntnis, dass vieles nur durch unsere Bewertungen gut oder schlecht ist, hat uns neue Möglichkeiten aufgezeigt.
Ich habe die Wahl!

Nun kann eine neue Zeit beginnen: Ich lerne mich und mein Leben, meine Vergangenheit neu zu sehen, mich und mein Leben wertzuschätzen.
Dazu gehört die Wertschätzung
› der eigenen Wurzeln,
› der eigenen Ressourcen,
› der eigenen Lebensgeschichte,
› der eigenen Lebensstrategien.

Die eigenen Wurzeln wertzuschätzen kann oft sehr schwer fallen, je nachdem, durch welche Begebenheiten und Verletzungen aus der Familie die Kindheit geprägt war. Und wir haben doch sehen müssen, dass ich allein schon durch den genetischen Pool auch meine Vorfahren bin. Wenn ich sie ablehne, lehne ich vielleicht wichtige Teile von mir ab. Und wieder geht es darum, den Fokus neu auszurichten:
› Was habe ich in mir, was gut bei ihnen war?
› Wie gehe ich mit meinem »Erbe« anders um?
› Wie lasse ich das los, was nicht so gut war?

Ich habe die Wahl!

Diese Ressourcen zu entdecken, wertzuschätzen und sie zu präsentieren vermehrt sie. Die Geschichten, die ich über mich selbst erzähle, werden zur Wirklichkeit. Ich habe die Wahl, mich im Opfer-Dasein zu suhlen oder meine strahlende Seite zum Ausdruck zu bringen. Meine Wundergeschichten in die Welt zu geben.

Suchen Sie Ihre eigene Lebensgeschichte nach den Geschenken im Schlimmen ab:
› Was durfte ich in dieser oder jener Situation lernen?
› Wie hat sie mir weitergeholfen, was habe ich daraus gemacht?

› Wie bin ich gestärkt und größer aus den Herausforderungen meines Lebens hervorgegangen?
› Wie bin ich zu dem geworden, was ich heute bin?

Die schwierigste Aufgabe ist es, immer wieder unsere Lebensstrategien wertzuschätzen. Muster, nach denen ich jahrelang gelebt habe, lasse ich oft nur ungern los. Wer gibt schon gerne zu, es sich seit Jahren selbst schwer gemacht zu haben? Wie stur habe ich das Programm über Jahre durchgezogen, immer wieder den eigenen Wert mit größter Anstrengung beweisen zu müssen: »Ich zeige es euch allen.« Oder immer wieder mit großer Kraftanstrengung jede Hilfe abzulehnen durch den Vorsatz: »Ich kann das schon ganz alleine.«

Keinesfalls sollte nun die innerliche Beschimpfung beginnen: »Wie konnte ich nur so lange so blöd sein? Warum bin ich so auf mich selbst hereingefallen? Wem will ich immer noch etwas beweisen?«

Diese hinderlichen Programme durch neue zu ersetzen, sollte keinen neuen Stress schaffen. Ich erlaube mir zu denken: »Ich muss nicht sofort alles besser machen!«

Leichter wird es schon, wenn ich die alten Strategien voll Wertschätzung entlasse und mir auch einen Rückfall nicht übel nehme: »Ihr habt mir immer geholfen, zu überleben. Ich habe immer das Beste getan, was ich wusste und konnte, in jener Zeit. Und nun schicke ich euch in den verdienten Ruhestand.«

Da hilft es immer wieder, neben sich zu treten und sich selbst zuzuschauen: Was mache ich gerade wieder? Ist das nicht interessant? Das kennen wir doch!

Mir bleibt dann die Möglichkeit, etwas Neues auszuprobieren oder einfach lächelnd zu sagen: »Na und?«

»Wenn man weiß, was man tut, kann man alles tun«, habe ich irgendwo gelesen.

Vielleicht muss ich hier ergänzen: »Wenn man weiß, was man

tut, kann man alles tun, was man möchte, dass man auch einem selbst tut.« So wird dem inneren Schweinehund doch noch ein Stopp gezeigt und nicht zu viel Auslauf gegeben.

Jasagen zu mir und zu all meinen Facetten – das ist Selbstliebe. Immer mehr zu meinem eigentlichen ganzheitlichen, gesunden Innenbild zu werden, das ist das Ziel.

> **TIPP:** Collage kleben – das alles bin ich
> Legen Sie einen großen Bogen festes Papier bereit, alte Zeitschriften zum Ausschneiden und Kleber.
> Dann suchen Sie aus den Zeitschriften Bilder, die Ihnen gefallen, ganz gleich, ob es Menschen sind, Wohnungen, Gärten, Urlaubsstrände. Vielleicht gefällt Ihnen die/der Erotische, die/der Verführerische, die/der Abenteuerliche, Teile von Ihnen, die Sie nie gezeigt haben. Vielleicht gestalten Sie auch Ihr Traumzuhause. Arrangieren Sie die Ausschnitte auf dem Papierbogen und lassen Sie ein großes, buntes Bild Ihrer Träume entstehen.
> Erkennen Sie sich wieder?

Erfahrungsbericht einer Patientin
Bei U. K., einer 53-jährigen Fernsehjournalistin und verheirateten Mutter von drei Kindern, wurde im Mai 2003 eine Darmkrebserkrankung festgestellt.

»*Was ist gut in meinem Leben? Was hindert mich, mehr davon zu haben? Wofür lohnt es sich, weiterzuleben?*« Sechs Monate nach meiner Krebsdiagnose las ich diese Sätze in einem Prospekt des Circadian Institutes. Und: Sie ließen mich nicht mehr los.
Genau das war es, was ich mich heimlich, aber immer häufiger fragte.

Eine Freundin hatte mir von einem Institut erzählt, das spezielle Kurse für Krebserkrankte anbietet. Sie sah, wie schlecht es mir ging, und war ratlos. Ich war skeptisch. Aber sie hatte recht: Es musste etwas passieren. Ich arbeitete noch nicht wieder, weinte oft, alles war mir zu viel – mein Körper, meine Gefühle, sogar meine süßen Kinder.

»*Ordnungen der Liebe im Körper wieder herstellen*«, lese ich in dem Prospekt, den man mir zuschickte. »*Gruppenarbeit für Menschen mit psychosomatischen Erkrankungen und Frauen nach Krebs.*«

Ich war eine »Frau nach Krebs«! Irgendwie beruhigte es mich, dass auch nicht an Krebs erkrankte Frauen mitmachen durften. Denn: Ich wollte ja gesund werden und alles andere, als mich weiterhin mit meinem Körper und meiner Krankheit auseinanderzusetzen. Ein Neuanfang gemeinsam mit anderen Krebserkrankten? Geht das überhaupt? Ich war mehr als skeptisch!

Das Programm, das das Circadian-Institut entwickelt hat, nennt sich »Systemische Krebsnachsorge«. »*Mithilfe von Psychosyntheseübungen und Organaufstellungen können wir lernen*«, lese ich, »*dem Körper wieder zuzuhören, die Abwehr innen und außen zu stärken, aus altem Gefühlswust und Zukunftsängsten ins Hier und Jetzt zu kommen. Neue Lebensfreude zu bekommen!*«

Das ist es! Plötzlich war es mir klar. Ich versuchte mich auf der Internetseite klug zu machen über Psychosynthese, was nicht einfach war, und besuchte einen Informationsabend im Institut Circadian.

Eine Frau erzählte von ihren Bauchschmerzen, sie hat also keinen Krebs, eine andere von ihren vielen Allergien. Zwei Frauen standen noch mitten in der Krebsbehandlung, man sah es, ihre Haare waren raspelkurz. Ihre Haltung: sachlich!

Was hindert mich, vom guten Leben mehr zu bekommen? Diese Frage lässt mich nicht los. Ich melde mich an! Voller Hoffnung und Skepsis.

Es ist so: Unsere Gruppe besteht aus krebserkrankten Frauen und einigen wenigen Frauen mit anderen körperlichen Beschwerden/Erkrankungen.

Plötzlich bekomme ich Angst. Können die überhaupt mitreden? Sich vorstellen, nein, wissen, wie das ist, wenn der Arzt zu dir sagt: Das sieht sehr schlecht aus! Ab da hatte ich das Gefühl, eine Glasscheibe wäre zwischen mich und die Welt gerutscht!

Gleichzeitig war ich froh über die Anwesenheit »gesunder« Frauen. Dann wird das zumindest kein Krebsclub, keine Trauerrunde. Das war das Letzte, was ich wollte!

Und – ich greife voraus – das war das Letzte, was ich bekommen habe.

Denn selten habe ich in so kurzer Zeit so viel Kraft getankt, gelacht und gelernt wie in diesen zehn mal drei Stunden! Und selten so wenig über Krankheiten geredet!

»Ach«, sagte einmal eine von uns, »warum hat uns das keiner gesagt, dass das hier ein Kurs in Selbstliebe und Lebensfreude ist!«

Das Handwerkszeug, dieses alles in Gang zu bringen, waren neben den regelmäßigen Gesprächsrunden die vielfältigsten Psychosyntheseübungen. Es wurde gemalt, gespielt und gemeinsam nachgedacht über das, was wir sahen und fühlten. Wir wanderten mit geschlossenen Augen – unter Anleitung der Therapeutin – durch unseren Körper, vorsichtig tastend, fragend und oft mit liebevollen, heilsamen Gedanken. Wir lösten tiefe Anspannungen mithilfe von Fantasiereisen, zeichneten, was wir mit geschlossenen Augen sahen, schrieben Antworten auf, die uns plötzlich einfielen, als wir dann unsere Bilder sahen. Auf große Papierrollen malten wir gegenseitig die Umrisse unserer Körper und dahinein das, was wir spürten, innen drin.

Wir malten uns mit fünf Jahren mit unserer Familie. »Geht nicht!«, sagte bald keiner mehr. Dann saßen wir da in kleiner Runde und staunten, was andere und die Therapeutin in unseren

Bildern entdeckten und was sie vermissten: »Warum hat niemand in deiner Familie Hände?«

Nie hatte ich geglaubt, mich so hineinstürzen zu können. Nach der zweiten Malübung schon verlor ich meine Scheu »einfach drauflozumalen« – mit dicken roten und blauen Wachsmalstiften. Die liebte ich.

Die Sicht auf unser eigenes Leben wird hier durchgepustet. Erhellend, berührend, aber zum Glück nie erschreckend. Weil wir hier nicht entlarven, sondern sehen, was war, was ist.

Wir sehen, dass sich Schmerzen aus der Vergangenheit in unseren Körper »eingelagert« haben, sich oft in Gestalt von Krankheiten oder körperlichen Schmerzen offenbaren. Und wie wohltuend es ist, dass diese Emotionen, alte Ängste, eingefahrene Verhaltensweisen an die Oberfläche kommen dürfen.

Wenn wir auch unsere negativen Emotionen »umarmen« können, dann können wir uns auch so annehmen, wie wir nun einmal sind. »Wir sind gut, genauso wie wir sind« – ein Gedanke, der vielen von uns schwerfiel zu glauben. Aber erst dann bin ich frei, auf das Leben zu reagieren, ohne Angst, spontan, angemessen und voller Nächstenliebe. Umso mehr fühlen wir uns dem Leben, so wie es gerade ist, gewachsen.

Ja, wir sind verantwortlich für unser Leben. Niemand anderes ist verantwortlich für mein Glück. Ich habe verstanden. Wir sind verantwortlich, heißt aber auch: Wir dürfen es uns so richtig gut gehen lassen. Jetzt und immer weiter. Und nicht weil ich krank bin, sondern weil ich es wert bin.

Sechs Wochen nach dem Kurs in »Selbstliebe« erhielt ich einen Brief. Es war einer der zärtlichsten, wärmsten Briefe, den ich je erhalten habe! Ich selbst hatte ihn an mich geschrieben. Immer noch finde ich ihn nicht übertrieben!

4. DAMPF – die Leichtigkeit zurückerobern

Leben lernen

Das Gefängnis der Angst verlassen – der Schlüssel steckt innen!

Im ersten Teil haben wir uns viel mit der berechtigten Angst vor Krankheit und Sterben beschäftigt, die durch die Diagnose aufgetaucht war. Der Angst die Erlaubnis zu geben da zu sein, ja, sich ein Recht zuzugestehen, in dieser Situation Angst zu empfinden, hatte sie schon entschärft – ihr den Stachel genommen. Die Akzeptanz hatte der Angst die Macht über uns genommen.

Nun haben wir ganz viel über uns gelernt:
> was wir glauben zu sein
> wie wir uns anstrengen, besser zu sein
> wie alte Muster uns automatisch immer wieder auf die gleiche Schiene setzen
> wie wir uns selbst beschimpfen
> wie wir uns einengen, in »Sollte« und »Müsste«

Alles selbst gemachte Stressprogramme. Die äußeren Zwänge spielen niemals die große Rolle, die wir ihnen geben. Und sogar diese Zwänge sind leichter zu handhaben, wenn wir uns unseres inneren Spielraums immer mehr bewusst werden.

Also, die Gitterstäbe sind selbst gebaut. Oft als ganz frühkindliche Schutzmechanismen, die uns heute nicht mehr bewusst sind. Und als Gipfel der Sicherheit haben wir uns auch noch von innen eingeschlossen.

Fragen Sie sich: Was wäre das Schlimmste, was passieren könnte, wenn ich aufschließe, ja vielleicht sogar hinaustrete?

Meldet sich dann vielleicht sofort ein Teil in Ihnen, der »lieber das altbekannte Unglück als das unbekannte Glück« weiterleben will? Oder der Sicherheitsfanatiker in Ihnen, der sagt: »Was ich habe, das weiß ich.«

Vielleicht weht der Wind da draußen ein wenig schärfer. Ich kann keinen mehr verantwortlich dafür machen, dass es mir nicht gut geht. Ich muss sagen: okay, ich bin da und schaue mir mal an, wie es so »ungeschützt« ist. Vielleicht macht es mir nach einer kurzen Verunsicherungspause sogar Spaß, die Umgebung meines Gefängnisses immer mehr zu erkunden.

Ja, was wäre das Schlimmste?
› Die anderen sehen mich.
› Ich muss zu mir stehen.
› Ich habe für vieles keine Ausreden mehr.

Probieren Sie aus, ob es den Versuch wert ist. Muten Sie sich den anderen zu mit Ihren neuen Erkenntnissen, mit Ihrem neuen Selbst. Nutzen Sie Ihren neuen Freiraum.

Registrieren Sie, wie Ihre Umwelt darauf reagiert. Erstaunt, erfreut, verunsichert? »Du bist nicht mehr die Frau, die ich einmal geheiratet habe«, sagt vielleicht Ihr Ehemann. Aber wollen Sie die Frau von vor 25 Jahren überhaupt noch sein? Nein, Sie sind erwachsen geworden.

Vertrauen aufbauen – nicht länger mit dem Engel kämpfen

Und doch fallen die Zweifel der Umwelt immer noch auf Ihre eigene, alte Unsicherheit:
> Ist das nicht ungeheuerlich, was ich mir herausnehme? Mich so in den Vordergrund zu stellen? *Und nicht, weil ich krank bin oder war, sondern, weil ich es bin.*
> Ich ringe mit mir: Wer bin ich denn, dass mir das zustehen soll?
> Ich kann die Geschenke des Himmels nicht annehmen, ja nicht einmal sehen. Und immer ist es eine Frage meines Wertes. Was gestehe ich mir zu, wert zu sein?

Dass mir etwas »unverdient« zustehen könnte ist undenkbar. Dabei sprechen alle Weisheitsbücher von unserer Gotteskindschaft und unserer göttlichen Abstammung. Steht mir nicht allein deshalb alles zur Verfügung? Wie wäre es mit dem Versuch, mich dem Geschenk zu öffnen, es einfach anzunehmen?

Wie kann ich also Vertrauen aufbauen? Soll ich wie das Sterntalerkind die Hände oder das Hemd aufhalten und zuversichtlich warten? In Kontakt zu kommen mit dem Wunder braucht Offenheit, braucht die Offenheit, geschehen zu lassen. »Nicht müde werden, sondern dem Wunder leise wie einem Vogel die Hand hinhalten«, sagt Hilde Domin.

Als vor Jahren der Bestseller *Bestellungen beim Universum* von Bärbel Mohr die Runde unter meinen Patienten machte, übten alle mit kleinen Wundern: ein freier Parkplatz direkt vor dem Kino; kein Stau auf der Straße am Nachmittag, die sonst um diese Zeit immer verstopft war; noch rechtzeitig irgendwo anzukommen, obwohl die 45 Kilometer eigentlich zu dieser Tageszeit nie in 30 Minuten zu schaffen waren; ja sogar dem Regen »Stopp« zu sagen, weil der Schirm zu Hause vergessen worden war. Es war ein heiteres Spiel, das verwunderliche Ergebnisse brachte. Raum und Zeit schienen manchmal einfach aufgehoben. Der Wunderglaube litt jedoch, als die Autorin des Buches selbst jung an Krebs starb. Also alles kann man doch nicht vom Universum bekommen. Wobei dann einige meiner Patientinnen sagten: »Vielleicht haben wir einfach unsere Zeit, und es kommt nur darauf an, wie wir sie nutzen, ob sie uns lang und erfüllt erscheint.« Und eine andere erklärte: »Was wissen wir schon, wie es weitergeht? Sie hat es geschafft, und vielleicht ist das ja die Erfüllung.«

Was auf jeden Fall mit der Gruppe geschah, war eine tiefe Achtsamkeit für die kleinen Zeichen und Wunder des Alltags. Münzen, kleine Glücksbringer, die ich auf meinem Weg finde. Federn, die vor mir liegen oder herabschweben. Sollen sie mich vielleicht daran erinnern, die Leichtigkeit des Seins wieder zu erproben? Augen schärfen für die kleinen Wunder. Auch wenn jetzt kritisiert wird: Das ist doch das magische Denken des Kleinkindes. Für mich bedeutet es, wieder Staunen zu lernen, die kleinen Freuden zu sehen. Neue Augen für die Schönheit und die Geschenke der Welt zu bekommen. Fallende Blätter, tanzende Schneeflocken, Sonnenauf- und -untergänge zu bewundern. Die Welt ist schön, mein Leben ist schön.

Unser Leben wird um Symbole bereichert. Die Symbole und Bilder lesen und für sich deuten zu lernen erweitert unseren Erlebenshorizont. Wir haben meist vergessen, dass Bilder und Symbole in unserem Denken vor den Worten kommen.

Wenn ich Sie bitte, mir Ihr Wohnzimmer zu beschreiben, erscheint zuerst das Bild des Zimmers in Ihrem Kopf und dann gehen Sie langsam in Gedanken durch den Raum und beschreiben mir mit Worten, was Sie sehen. Und eigentlich haben Sie dort mehr gesehen, als Sie mir jetzt aufzählen. Die Bilder beinhalten so viel mehr als Worte. Sie sind immer vor dem Wort da, mit dem wir dann nur mühsam in Sequenzen das gesehene Bild beschreiben können.

Symbolisch und in Bildern drückt sich auch unsere Seele aus.

Sie wählt Bilder oder auch unseren Körper, um durch ihn zu uns zu sprechen.

»Die Seele hat keine andere Sprache, kein anderes Ausdrucksmittel, als unseren Körper«, sagte der Arzt Georg Groddeck bereits 1923. Er gilt als der »Erfinder« der psychosomatischen Medizin. Von ihm stammen auch die ersten Schriften, in denen er die Weisheit des Körpers zitiert, die oft im Volksmund oder in umgangssprachlichen Sätzen zu hören ist.

Beispiele wie: »Worüber zerbreche ich mir den Kopf?«, »Was ist mir über die Leber gekrochen?«, »Was ist mir auf den Magen geschlagen?«, können mir schon erste Hinweise geben.

Psyche- oder Seelensprache erst einmal erhören und dann verstehen zu lernen, bereichert unser Leben gleich um mehrere Dimensionen. Der Körper wird es uns immer mehr danken, wenn wir ihn »erhören«. Probieren Sie es aus: Richten Sie Ihre ganze Aufmerksamkeit auf eine schmerzende Körperstelle und fragen Sie dorthin: Was fehlt dir? Vielleicht können Sie spüren, wie sich allein durch Ihr Hinschauen und Hinfühlen oft schon die Spannungen lösen. Erst recht, wenn Sie dann der Stelle versprechen, etwas von dem Bedürfnis zu erfüllen.

Sie werden immer mehr in eine liebevolle Beziehung zu sich selbst kommen. Im Gefängnis der Angst werden die »Zimmer« frei.

Nachdem wir das Gefängnis der Angst verlassen haben, geht es um die Neuentscheidung für das Leben.

ERINNERUNGSÜBUNG: **Acht schöne Erlebnisse**
Mache dir eine Liste von acht schönen Erlebnissen, die dich heute noch berühren, wenn du daran denkst. Fasse das Geschehen in einem Satz zusammen. Lasse hinter jedem Satz Platz für weitere Erkenntnisse.

Dann schreibe hinter jedes Erlebnis, was das Besondere daran gewesen ist.
Wenn du auch damit fertig bist, frage dich:
› Was war das Gemeinsame in all diesem Schönen?
› Was hindert mich, mehr davon zu leben?
› Wie kann ich das Hindernis auflösen?
› Was könnte ein erster Schritt dazu sein?

Ich möchte im Folgenden gerne ein Beispiel dafür beschreiben:

Schöne Erlebnisse:	Das Besondere an jedem Erlebnis:
Urlaub auf meiner kleinen Insel	Frieden finden, innen und außen
Telefonat mit J.	Mein übervolles Herz mitteilen, jemandem, der mich versteht
Sternschnuppen in Esalen	Naturschönheit fast körperlich zu spüren
H. glaubt an meine Arbeit	Sie hat mir Vertrauen geschenkt, das ich selbst nicht hatte
Mit P. baden usw.	Nähe, Zärtlichkeit, Sinnlichkeit

Das Gemeinsame: Liebe

Was hindert mich, mehr davon zu leben?	Schmerz, der zur Blockade wird
Wie kann ich das auflösen?	Mit Mut
1. Schritt zum Auflösen	Meine Liebe mitzuteilen

Die Erinnerungen hervorzuholen und liebevoll einzuordnen, macht diese Übung so kostbar.

»Hinfallen, aufstehen, Krone zurechtrücken und weitergehen«
So lautete das Motto eines »Auffrischungsseminars« in Berlin, das sehr viel Anklang fand. Dieses »Sich-Einsammeln« oder Wieder-bei-sich-Ankommen kann unterschiedlich lange dauern. Im Idealfall mit der richtigen Begleitung von Anfang an, wie wir sie oben beschrieben haben, zeigt sich schon wieder ein Zeitfenster: neun Monate sind seit der Operation vergangen. Ein Entwicklungszeitraum, den wir von der Schwangerschaft kennen: neues Leben entsteht.

War die Begleitung an den Zeitstufen der inneren Bewältigung orientiert, das heißt zuerst vertrauensvolle Bindung herstellen, dann Informationen und Sicherheit bereitstellen, schließlich die zehn Wochen Gesundheitslernen, so konnte ich immer wieder beobachten, dass eine regelrechte Neugeburt nach neun Monaten geschah.

Ein Hinaustreten ins Leben voller Zuversicht und neuer Kraft, mit all den neuen Erkenntnissen wurde gewagt. Bei den einen wurde es zum Hineinspringen ins neue Leben, bei anderen ein vorsichtiges Fuß vor Fuß setzen, sich hineintasten.

Schließlich muss die Umwelt sich an die neue Frau/den neuen Mann gewöhnen. Man will ja niemanden verschrecken. Und oft ist die Überraschung groß, wie positiv die Veränderungen aufgenommen werden, ja wie sie gewürdigt werden.

Die wichtigste Übung im Seminar war die Zurückeroberung oder Inanspruchnahme des eigenen Thrones. Ihren angestammten Platz einzunehmen, davon handelt auch die folgende Übung aus dem obigen Königinnenseminar.

THRONSAALÜBUNG
Bringe dich wieder mit ein paar Atemzügen in die Ruhe. Dann lass vor deinem inneren Auge ein großes Schloss auftauchen. Du bist auf dem Weg ins Schloss und machst eine Führung mit. Dein Ziel ist es, den Thronsaal zu finden. Schließlich öffnest du eine große Tür und entdeckst einen Saal voller Menschen. Du versuchst erst einmal, dir dort Übersicht zu verschaffen.
Wer sitzt auf dem Thron?
Oder ist der Thron leer?
Wer steht dem Thron am nächsten?

Befrage diese Person mit den Teilpersönlichkeitsfragen, die du schon kennst:
1. Was willst du?
2. Was brauchst du?
3. Warum gebe ich dir das nicht?
4. Was ist dein Geschenk an mich? Was gibst du mir?

Schaue dich im Saal um: Gibt es vielleicht geheime Ratgeber und Drahtzieher?
Dann frage dich:
> Was könnte mich hindern, meinen Thron selbst einzunehmen?
> Gibt es eine Verletzung, die mich hindert, mich in ganzer Größe zu zeigen, meine Größe zu leben?
> Wie bin ich damit umgegangen?
> Was müsste ich verändern, um meinen Thron zu besteigen?
> Welche Gewinne habe ich davon, dass ich es nicht tue?

> Nimm einmal probeweise Platz auf dem Thron, nimm deinen Thron ein.
> › Wie fühlt es sich an? Wie ist es, wenn du dich auf deinem Thron mit deiner Krone zeigst?
> › Wie reagieren die Menschen um dich herum?
> › Wie könntest du das öfter leben?

Eine Patientin schrieb nach unserem Seminar zum obigen Motto: »... was war das doch für ein schönes Königinnenseminar!! Ich bin ganz beglückt nach Hause gefahren und mein Partner hat mir – aus Ermangelung eines roten Teppichs – ein rosa Badehandtuch ausgerollt ... Ich habe wieder sehr viel über mich erfahren und bin schon in der ›Weiterverarbeitung‹. Man kann sich ja auf den Erkenntnissen leider nicht ausruhen. Vielen Dank Dir jedenfalls für diesen wunderbaren Tag!«

Weiterverarbeiten heißt hier vor allem Einüben und Ausprobieren.

In den neun Monaten wurden die inneren Archive des Körpers und des Geistes immer wieder gesichtet, wurde Altes umgearbeitet und Neues entdeckt, das integriert werden wollte. Die Archive wurden teilweise geräumt und geleert. Nützliches wurde neu sortiert und eingeordnet. Nun muss dieser neue Umgang mit mir selbst geübt und gefestigt werden. Er muss mir zur zweiten Natur werden – zur neuen Natur.

Meine Natur wiederzuentdecken und sie vor allem wieder zuzulassen, braucht Wissen und Verständnis für mich: Ich muss mir wieder zuhören lernen. Ich muss mir Raum und Zeit geben.

Wenn ich lausche, weiß ich, dass mein Raum und meine Zeit Rhythmen unterliegen. Dass mein Leben in einen kosmischen Klang, in eine kosmische Ordnung eingebettet ist.

Jetzt – Wieder Einswerden mit meinem Rhythmus
Ein Taktgeber unseres Körpers ist das Licht, das Tageslicht, das Sonnenlicht. Durch unsere technischen Möglichkeiten haben wir die Nacht zum Tag machen können. Wir sind auf das Sonnenlicht, die Helligkeit des Tages nicht mehr angewiesen. Wir verrücken die Uhren, um den Tag, Sommer wie Winter besser nutzen zu können.

Die inneren Uhren haben wir längst verstellt und belächeln sogar noch alte Leute, die ihren Rhythmus mit Essens- und Schlafenszeiten strikt einhalten: Um halb eins hat das Mittagessen auf dem Tisch zu stehen, um 22.00 Uhr liegt man im Bett.

Nun sind aber unsere inneren Uhren eng mit dem ganzen Körper verbunden. Das Licht beeinflusst unsere Drüsentätigkeit und taktet Organuhren. Biologische Systeme, Hormon- und Enzymausschüttungen werden von Licht gesteuert. Der sinnvolle, rhythmische Tagesablauf ist längst von außen bestimmt. Dabei hängt unser Leistungsvermögen, unsere seelische Befindlichkeit, unsere Widerstandskraft gegen Krankheiten, Stresserleben und Heilung mit diesen tageszeitlichen Rhythmen zusammen.

Und wir haben den Ablauf willkürlich verändert.

Bestimmt meine Müdigkeit oder das Ende des Fernsehfilmes meine Schlafenszeit? Gönne ich mir vorher ein ruhiges halbes Stündchen, um herunterzufahren, vom Alltag oder vom Krimi?

Und dann wundern wir uns über zunehmende Schlafstörungen.

Jahrzehntelange Forschungen in nordischen Ländern, in denen lichtarme Winter für Monate die Regel sind, haben gezeigt, dass fehlendes Sonnenlicht Müdigkeit, Schlaflosigkeit, Depression, Alkoholismus, ja sogar Selbstmord fördert.

Unser Institut, in dem seit 1984 die Krebs-Begleitarbeit weiter erforscht und angewandt wird, heißt mit bewusster Absicht »Circadian Institut für Systemische Körperintegration«. Circadiane Rhythmen nennt man alle Körperrhythmen, die sich im 24-Stunden-Rhythmus zeigen (*Circa dian* = rund um den Tag). Chronobiologische Rhythmen und das Verstellen der Inneren Uhren werden für Schlafstörungen, Jetlag, das Altern, Probleme mit Schichtarbeit usw. verantwortlich gemacht. Inzwischen werden diese Rhythmen sogar in der Pharmakologie angewandt, seit man weiß, dass bestimmte Medikamente abhängig vom Temperaturzyklus unserer Körpers wirkungsvoller sind (Zulley & Knab).

Ihren Rhythmus wieder zu finden heißt, wieder in Takt zu kommen – intakt – ganz zu werden. Immer mehr zu fühlen, zu lernen, was ist Ihre Zeit? Diese Achtsamkeit in Ihren Alltag einzubauen, den Kalender danach zu gestalten, Ihrem Bauchgefühl wieder trauen zu lernen, könnte ein Ziel sein. Viele Körpersysteme haben einen 90 – 120 Minuten Takt. (Sind die Schulpausen ursprünglich so angelegt? Die große Pause von 20 Minuten nach zwei 45 Minuten Schulstunden?)

Wenn Sie wieder Ihrem Körper zuhören: Wann hat er seine Aktivzeiten, wann müssen Sie ihm die 20 Minuten Pause gönnen, wann kann der natürliche Prozess der Zellerneuerung und damit der Heilung gefördert werden? Finden Sie heraus, wann Ihr Körper nach Ruhe verlangt, achten Sie wieder auf seine Signale, wie Gähnen, nachlassende Konzentration, Gefühlsschwankungen. Yogis beobachten die Atmung über die Nasenlöcher: Wann ist das rechte für ca. 45 Minuten aktiv, wann das linke. Dazwischen gibt es einen kurzen Zeitraum, indem wir mit beiden Nasenlöchern atmen. Ziel einiger yogischer Übungen ist es, diese Aktivität zu beobachten und zu steuern, um in den eigenen Rhythmus zu kommen (Rossi).

Wenn Sie nach Kalender oder Timer leben müssen, tragen Sie sich Ihre Freizeiten mit Leuchtstift ein und halten Sie diese Verabredungen mit sich selbst ein – so gut es geht.

»Eigenzeit« heißt das Zauberwort – in meine Zeit kommen – mir meine Zeit lassen und dabei meinen Rhythmus wieder entdecken.

› Fühle ich, wann ich eine Pause brauche? Gebe ich dem Gefühl nach?
› Was bringt mich aus dem Lot?
› Wie ruhe ich mich aus?
› Gönne ich mir einen Mittagsschlaf?
› Gehe ich täglich an die frische Luft?
› Wann gehe ich ins Bett?
› Was könnte ein erster Schritt sein, um besser auf mich zu hören?

Den Zeitenfluss zusammenbringen – es gibt keine andere Zeit als das Jetzt

Gerade wenn wir die Kostbarkeit von Zeit, von Lebenszeit, immer wieder vor Augen geführt bekommen, wie es durch eine lebensbedrohliche Erkrankung geschieht, scheint sie uns durch die Finger zu rinnen. Oder vergessen wir dieses kostbare Gut einfach?

Sie ist vollgepackt mit den notwendigen Behandlungen, vor allem mit dem Warten darauf. Oftmals ist sie auch angefüllt von dem Jagen von einer Alternative zur anderen, angetrieben von der Angst, nicht alles getan zu haben. Es entsteht Gesundheitsstress.

Dabei gibt es gar keine andere Zeit als das Jetzt: Die Vergangenheit besteht nur noch in unserer Erinnerung. Wenn ich dauernd dort verweile, baue ich meine Gefängnismauern wieder auf. Wir haben viel an diesen Mauern gearbeitet und das Alte aufgelöst. Wir haben aber auch die Schätze aus dieser Zeit eingesammelt, die wir gerne wieder abrufen und an die wir uns erinnern können, wenn sie uns bei der Lebensbewältigung dienlich sein können. Also stehe ich als Beobachter außerhalb der Zeit und nutze sie. Ich muss mir aber klarmachen, es sind nur Gedanken, und es ist keine Wirklichkeit mehr.

Das Gleiche gilt für die Zukunft. Die Zukunft gibt es noch

nicht. Sie besteht lediglich in meinen Erwartungen. Die Zukunftsidee ist nützlich, wenn ich Ziele anstrebe und mein Leben plane. Aber gerade im Krankheitsfall bin ich in Gedanken und vor allem mit meinen Sorgen schon dort. Hier geht es darum, diese Vorstellungen loszulassen. Vergangenheit und Zukunft sind also unwirklich.

Also, wann lebe ich?
Jetzt!
Wie kommen Sie ins Jetzt? Sie sind mit all Ihrer Arbeit, die Sie bis hierhin geleistet haben, schon sehr weit ins Jetzt gekommen. Die Vergangenheit – und damit Ihre Ängste und die Zukunft auch – haben an Macht verloren. Mit einigen Übungen sind Sie zum Beobachter Ihres Verstandes geworden. Und genau das bringt Sie in die Gegenwart und damit aus der engen Zeitvorstellung in die Zeitlosigkeit.

Die gemessene Zeit der Uhren spielt dann keine Rolle mehr. Wir sind bei uns im Jetzt angekommen und ganz mit dem Erleben im Hier und Jetzt beschäftigt. Ich möchte Sie einladen, diesen Zeitgedanken noch zu vertiefen, um ganz im »Jetzt« anzukommen.

Die beste Anleitung und Beschreibung des Umgangs mit Zeit finden Sie in Eckhart Tolles Bestseller *Jetzt! Die Kraft der Gegenwart*. Der von ihm beschriebene Weg in die Gegenwärtigkeit ist sehr heilsam.

Hier möchte ich den mittelalterlichen Mystiker Jacob Böhme sagen lassen:
»Wem Zeit wie Ewigkeit
Und Ewigkeit wie Zeit,
Der ist befreit
Von allem Leid.«

Ich habe ja mich, wenn ich mich brauche!

Im Jetzt anzukommen heißt: ganz bei mir selbst anzukommen. Es ist die Geburt Ihrer Selbstliebe. Sie werden dann voller Überzeugung sagen können:
»Ich habe ja mich, wenn ich mich brauche.«
Die vielen oben beschriebenen Übungen und die auf der CD gesprochenen sollen Ihnen helfen, den Weg zu sich zu finden und ihn voller Vertrauen zu gehen. Sie sollen Ihnen die Sicherheit geben: »Ich habe mich.« In den weiteren Kapiteln werden wir sehen, dass wir noch viel mehr Hilfe zur Verfügung haben. Aber unser Buch soll ja in erster Linie ein Selbsthilfebuch sein.

Um nach Hause zu kommen, um bei sich selbst anzukommen, gilt es immer wieder in die Entspannung und damit in die Ruhe zu gehen und die Plätze der Kraft in mir aufzusuchen. Eine sehr liebevolle Übung heißt deshalb »Sich selbst ins Herz nehmen«:

ÜBUNG: **Sich selbst ins Herz nehmen**

Ziel:
> Innere Zentrierung
> bei sich selbst ankommen
> zur Ruhe kommen
> sich an die eigene Kraftquelle anschließen

Weg:
Such dir einen ungestörten Ort. Mach es dir auf einem Stuhl bequem.
Spüre nach, wie du sitzt: Wie stehen deine Füße auf dem Boden? Spürst du deine Oberschenkel, deine Sitzknochen auf dem Stuhlsitz?

Gehe nun mit deiner Aufmerksamkeit zu deiner Atmung. Nichts ändern wollen, sondern nur zuschauen, wie es dich atmet.
Vielleicht wird durch die Beobachtung dieses gleichmäßigen Ein und Aus deine Atmung schon ruhiger und tiefer.
Nun stell dir vor, wie du ausatmend immer mehr loslässt: Die Spannung, die Gedanken, alles darf abfließen, was dich noch beschäftigt, was noch in deinem Kopf kreist. Lasse es geschehen, so gut es geht. Mach dir damit keinen neuen Druck, sondern stell dir vor oder denke dir, dass alles von ganz allein geschieht, dass alles einfach abläuft.
Und dann stelle dir eine Sonne über deinem Kopf vor. Von dort atmest du Licht ein. Stelle dir vor, du atmest es an der Stelle ein, wo früher die Fontanellen offen waren.
Dieses Licht fließt durch deinen ganzen Körper hindurch, bis es aus den Füßen wieder herausfließt.
Mach diese Durchspülarbeit ganz gründlich. Das Licht findet alle Stellen, die Heilung und Durchlässigkeit brauchen. Es fließt gezielt zu den Stellen, die verknotet oder blockiert sind, und nimmt alles mit, was nicht dorthin gehört: Verspannungen, entartete Zellen …
Aber auch sorgenvolle Gedanken.
Jetzt ziehe das Licht ganz gezielt zu deinem Herzen, zu der Gegend im Körper, wo du dein Herz vermutest.
Stelle dir vor, dass du dort einen Ballon mit Licht anfüllst. Du spürst vielleicht, wie dein Herz ganz groß und weit wird.
Nun stell dir vor, du könntest dich ganz klein machen, wie im Zukunftsfilm *Die phantastische Reise* und du könntest als dieses kleine Püppchen zum eigenen Herzen reisen und dich selbst in dein Herz nehmen.

Du kuschelst dich in dein eigenes Herz und tankst dort auf.
Du sagst dir: Ich bin ganz bei mir, ich bin nur für mich da.
Dieser Platz gibt mir Sicherheit, Geborgenheit und Gesundheit.
Genieße den Platz eine Weile.
Wenn du nun ganz langsam die Rückreise hierhin in den Raum antrittst, frage dich:
Was habe ich aus meinem Herzen mitgebracht? Lass dir deine Zeit dazu. Und vielleicht willst du die Erfahrung in deinem Tagebuch niederschreiben.
Bedanke dich dann bei deinem Herzen und komm in deiner Zeit hierhin zurück.

Das Höhere Selbst kennenlernen

Der Kontakt mit Ihrer höchsten Weisheit kann sehr berührend sein. Ganz gleich, wie wir diese Energie nennen, ob höchste Weisheit, Höheres Selbst oder Transpersonales Selbst, sie ist unser höchster Anteil und hat Verbindung zu unserer Seele. Auch Menschen, die mit Religion, Kirche oder Spiritualität nichts zu tun hatten (und in Berlin gab es durch die Ostvergangenheit viele davon), konnten sich auf diesen Kontakt einlassen und reiche Erfahrungen machen. Sorgen Sie also dafür, dass Sie in der nächsten Übung absolut ungestört und geschützt Zeit und Raum für sich haben.

ÜBUNG: Mein innerer Tempel (auf CD)

Ziel:
Kontakt aufzunehmen mit meiner allerhöchsten Weisheit, mit meiner Intuition.
> Kraft tanken
> Sicherheit erleben
> Geborgenheit erfahren
> Rat holen
> Liebe spüren

Suche dir wieder einen ruhigen und geborgenen Platz.
Schließe deine Augen und achte wieder auf deine Atmung.
Einfach nur dieses ruhige Ein und Aus beobachten, gar nichts ändern wollen.
Du kannst dir vorstellen, wie du ausatmend immer mehr loslässt. Vielleicht spürst du, wie mit dem Ausatmen Platz in dir werden kann. Der Körper darf weicher und nachgiebiger werden. Du lässt dich immer mehr in deinen Sitz einsinken. Du musst nichts mehr bringen, darfst einfach nur sein. Einfach da sein im Raum.
Du merkst, wie mit diesem Ausatmen und Loslassen Raum und Freiheit in dir entstehen – Raum für Neues.
Nun lass vor deinem inneren Auge einen Wald auftauchen. Das kann ein kleiner Wald sein, den du schon kennst von Spaziergängen, oder ein Wald, den du noch nie gesehen hast, der jetzt einfach in deiner Fantasie entsteht.
Und du spazierst langsam in diesen Wald hinein und versuchst, ihn mit allen Sinnen zu spüren.
Du schnupperst: Wie riecht der Wald im Moment? Ist es der Herbstwald, mit den Blättern, die langsam am Boden

verrotten? Oder ist es ein Nadelwald mit seinem würzigen Duft von Harz und Nadeln? Lass deinen Wald da sein.
Und du gehst immer weiter und spürst den Waldboden unter deinen Füßen. Ist es ein weicher, fast federnder Boden mit Nadeln? Oder ist es ein harter, ausgekarrter, ausgewaschener Waldweg? Benutze einfach den Tastsinn deiner Füße.
Und vielleicht spürst du sogar einen leichten Lufthauch auf deiner Haut. Und vielleicht siehst du die Sonne zwischen den Bäumen flimmern, lange, schräge Sonnenbahnen zwischen den Bäumen, mit tanzenden Sonnenstäubchen.
Und immer noch gehst du tiefer in den Wald.
Nun achte darauf, ob du etwas hören kannst. Gibt es vielleicht Vogelstimmen oder ein Bachplätschern in der Ferne?
Ganz langsam wird der Wald wieder heller und lichter, und plötzlich tut sich vor dir eine kreisrunde Lichtung auf, und mitten auf der Lichtung steht ein kleiner Tempel oder eine kleine Kapelle.
Und während du dich auf den Tempel zubewegst, hast du das Gefühl, alles wird noch stiller. Als ob die Welt stehen bliebe. Absolute Ruhe umgibt dich.
Du trittst in den Tempel ein und stellst dich mitten unter die Kuppel. Wenn du nach oben blickst, schaut es fast wie ein Planetarium aus: Die Kuppel klappt auseinander, schwenkt zur Seite und du hast den Blick frei, du schaust direkt in die Sonne.
Während du in die Sonne schaust, zeichnet sich dort ein ganz weises, gütiges Gesicht ab.
Du kannst diese weise, gütige Gestalt zu dir herunter in den Tempel bitten. Mach dir klar, dass du mit deiner höchsten Weisheit verbunden bist. Schau dir diese Gestalt

genau an, sie muss absolut vertrauenswürdig sein. Sonst schicke sie lieber wieder weg und bitte deine höchste Weisheit, sich dir zu zeigen.
Versuche Kontakt mit ihr aufzunehmen.
Was möchtest du sie gerne fragen?
Wofür suchst du schon länger nach Antworten?
Nimm jede Antwort, die kommt. Auch wenn du im ersten Moment vielleicht nichts damit anfangen kannst. Nimm sie erst einmal an. Oft erschließt sich der Sinn der Antworten erst später.
Vielleicht willst du auch einfach nur Kraft tanken. Dann reiche der Gestalt die Hände oder lasse – wie auch immer – die Kraft zu dir fließen.
Wenn der Kontakt hergestellt ist, bitte die Gestalt um Einsicht, wie du gerade heute von ihr Unterstützung bekommen kannst. Lasse dir einfach helfen, dass alles gelingt und gesegnet ist, was du heute beginnst. Bitte sie darum, dass alles, was du heute machst, heilsam und hilfreich für deinen Gesundungsprozess ist.
Wenn du bereit bist zurückzukehren, bedanke dich bei ihr. Du kannst auch fragen, ob du wiederkommen darfst. Nun verabschiedest du dich und machst dich langsam auf den Heimweg hierhin zurück.

5. PSYCHOSYNTHESE –
Spiritualität zum Anfassen

Krankheit als »emergency call« – als Notruf der Seele?

Wie entsteht Krebs?

Ist Krankheit wirklich ein Notruf der Seele? Wir haben uns hier noch nicht mit den vielen Krebsentstehungstheorien beschäftigt. Einig sind sich alle Experten bis jetzt nur, dass es sich um ein multikausales Geschehen handelt, in dem viele Faktoren zusammenkommen müssen, bis die Krankheit ausbricht. Es sollen nur einige Theorien aufgelistet werden:
1. Körperliche Ursachen: Abnutzung, Vergiftung, Fehlprogrammierung, Immunschwäche, Irrtümer in der Zellvermehrung
2. Seelische Ursachen: Überlastung, Stress, Zusammenbruch der Abwehr
3. Geht es um meine Seelenaufgabe – ein Lernprogramm, das ich mit ins Leben gebracht habe?
4. Oder vielleicht alles zusammen?

Ich denke wirklich, dass vieles zusammenkommen muss, bis die Abwehr zusammenbricht, sich der entarteten Zellen, die wir alle immer im Körper haben, nicht mehr erwehren kann und der Körper mit diesem unkontrollierten Wachstum reagiert. Überforderung und Verletzungen sind dann nur noch die letzten Auslöser.

Oft sprechen die Symptome eine deutliche Sprache. Wie wir oben gesehen haben, arbeitet die Psychosomatik oft mit den Weisheiten des Volksmundes.

Fallbeispiel
Eine 58-jährige Geschäftsfrau mit Knochenmarkkrebs kommt zu mir. Im Laden sei immer wieder von mir gesprochen worden. Sie selbst hält ihre Krankheit streng geheim. Eine starke Frau, die gewohnt ist, alles mit sich selbst abzumachen. Flucht, Aufbau aus dem Nichts, alles hat sie geschafft. Unter ihren Teilpersönlichkeiten, die wir erkunden, hat die »Fleißige« die Aktienmajorität. Neben dieser »Fleißigen« hat nicht viel anderes Platz. Faulheit und Müßiggang sind ihr ein Gräuel.

Das größte verbindende Element in ihrer Ehe ist die gemeinsame Schaffenskraft, beide wollen es wieder zu etwas bringen. Mehrere Häuser sichern inzwischen das Einkommen im Alter. Aber irgendwie getrieben, können die beiden nicht mehr aufhören zu arbeiten. Sich einmal nur am Geschaffenen zu erfreuen, ist ihnen fremd geworden. Nun ist sie rechtschaffen müde, nimmt sich aber übel, wenn sie nicht mehr alles 150%ig schafft.

Als ihr Mann an einen weiteren Hauskauf denkt, sagt sie ihm, dass es doch eigentlich genug sei, was sie geschaffen haben, dass sie nicht mehr will. Seine Antwort ist: »Dann musst du eben gehen.«

»Das hat mich ins Mark getroffen«, sagt sie mir bei unserer ersten Sitzung.

Sie erschrickt über ihre eigenen Worte und versteht sofort die Krankheitsaussage. Wir arbeiten daran, diese Kränkung aus den Zellen, aus dem Kopf zu entfernen und aus dem Alleingelassen-zu-sein-Gefühl herauszukommen.

Ruhe und Gelassenheit dürfen wieder in ihr Leben einkehren. Sie will jetzt besser auf sich achten und lieber mehr Leute einstellen.

Elf Sitzungen zu jeweils 60 Minuten hatten zu dieser Umprogrammierung gereicht. Sie war auch in der Therapie sehr »effizient«. Die Umsetzung konnte ich von Woche zu Woche beobachten. Es war ihr sehr ernst mit den Veränderungen.

Erst als ihr Mann auch schwer krank wurde, wird an den Verkauf des Geschäftes gedacht.

Inzwischen sind 19 Jahre vergangen. Die beiden genießen das Leben vor allem auf vielen Reisen.

Was ruft da um Hilfe?

Sehr früh kam ich an ein Buch von Fritz A. Popp und Volkward Strauß: *So könnte Krebs entstehen*. Die Ergebnisse von Popps Forschungen mit Licht faszinierten mich. Hatte doch Rudolf Steiner bereits in den 20er-Jahren behauptet: »Krebs ist eine Erkrankung des Lichtstoffwechsels.« Zu dieser Zeit fragte sich jeder: Was soll das sein? Es dauerte noch über 50 Jahre, bis Professor Fritz Popp der Nachweis gelang, dass die Zellen über Licht miteinander kommunizieren. Auf Steiner geht auch die Mistelbehandlung zurück. Die Mistel als Licht speichernde Pflanze soll den Lichtstoffwechsel ankurbeln. Verbrennen Sie einmal Ihren weihnachtlichen Mistelzweig in Ihrem Garten und Sie erleben das schönste, sprühendste Feuerwerk, wegen seines Magnesiumgehaltes. Nach anthroposophischer Lehre kann auch »Lichtnahrung« lichtbildnerisch in Ihrem Körper wirken und die Kommunikation der Zellen untereinander unterstützen. Sehr empfehlenswert sind dazu die Bücher von Fritz A. Popp *Die Botschaft der Nahrung. Unsere Lebensmittel aus neuer Sicht* und Rose-Marie Nöckers Kochbuch *Lichtkost. Die sanfte Energie des Ungekochten.*

Ohne je von diesen Lichttheorien gehört zu haben, erzählten mir Patienten immer wieder: Meine Krankheit hat im Kopf angefangen, und sie zeigten dabei auf die Stirn zwischen den Augen. Hinter diesem Platz ist unser Lichtorgan, die Zirbeldrüse. War das auch der Grund für das Wohlbefinden der Patienten bei allen Lichtübungen?

Nach der oben angeführten Theorie von Popp kommunizieren Zellen über Biophotonen, eine ultrafeine Lichtstrahlung. Sie geben so ihre Botschaften weiter, zum Beispiel: »Du bist eine Leberzelle, das und das ist deine Aufgabe.« Nach seiner Ansicht ist bei Krebserkrankungen die Kommunikation zwischen den Zellen gestört: Die Zellen verstehen nicht mehr ihren Auftrag, fallen aus der Ordnung und teilen und teilen sich. Sie haben vergessen, was ihre Aufgabe ist und wer sie sind. Ist Krebs also nichts weiter als ein Kommunikationsfehler?

Da ich weniger von den körperlichen Funktionen verstehe als von den psychischen, sah ich diesen Funkverkehr symbolisch, und für mich lag die Frage nahe: Wo hat die Patientin vergessen, was sie braucht, was ihre Aufgabe ist, wer sie ist?

Sie können sich an dieser Stelle fragen:
› Bin ich undurchlässig geworden?
› Höre ich mir und meinen Bedürfnissen nicht mehr zu?
› Höre ich meiner Seele noch zu?
› Habe ich vergessen, wer ich bin? Verleugne, verhindere ich vielleicht mein Licht?
› Sind mir andere wichtiger geworden als ich selbst?
› Was belastet mich?
› Was trage ich eventuell für andere, eventuell sogar für meine Ahnen?

»Die Seele hat kein anderes Ausdrucksmittel als den Körper«, hat vor fast hundert Jahren schon der Vater der Psychosomatik,

Georg Groddeck, gesagt. Also müssen wir Zuhören und Verstehen, um den Notruf zu beantworten.

Den Ruf verstehen und beantworten
Wenn es einen solchen Ruf gibt, dann will er verstanden und beantwortet werden. Wie komme ich aber schnell an das, was gehört werden will?

Wie immer nähern wir uns dem am schnellsten durch eine Übung. Sie können dabei mit einer früheren Erkrankung, aber auch mit einem Verlust, Trennung usw. arbeiten.

> **ÜBUNG: Den Ruf verstehen**
> Erinnere dich an eine Zeit, als du krank warst. Es muss nicht eine lebensbedrohliche Krankheit gewesen sein. Einfach eine, die dich schon sehr beschäftigt oder eingeschränkt hat.
> › Hast du damals versucht, einen Sinn darin zu finden, versucht herauszufinden, warum es dir geschah?
> › Hast du irgendetwas in deinem Leben danach oder während der Erkrankung verändert?
> › Hat es dich verändert?
> › In welcher Weise hast du dich verändert?
> › Würdest du heute, aus zeitlicher Distanz sagen, dass irgendeine Art von Gewinn, ein Geschenk darin enthalten war?
>
> Notiere dir das.
> Geh wieder nach innen und lass ein *Wort* auftauchen, das diesen Lernprozess charakterisiert.
> Welche unerfüllten Bedürfnisse standen damals hinter dem Geschehen:

> Habe ich sie erfüllt?
> Welche Ressourcen und Erfahrungen haben mir damals geholfen?

Frage dich weiter:
> Was fehlt mir?
> Wie kann ich das, was mir fehlt, bekommen?
> Was könnte ein erster kleiner Schritt sein, das zu bekommen?

Bedanke dich bei deinen inneren Helfern (Antworten) und komme langsam wieder in den Raum zurück.

Wieder geht es also um die Erfüllung von Bedürfnissen, um das, was ich mir versage, mir nicht zutraue, für mich nicht in Anspruch nehme.

In den Gruppen arbeiten wir zu unseren Fragen viel mit Kunstkarten: Verdeckt ziehe ich die Karten zu »Was brauche ich« und ähnlichen Fragen.

Diese Karten können uns auf symbolische Weise oft zu sehr tiefen Erkenntnissen führen. Die Bilder geben mir die Möglichkeit, meine Ideen und Intuition zu aktivieren.

Die Sammlung ist über lange Zeit entstanden aus mir gesandten Postkarten oder aus Mitbringseln von Museumsbesuchen. Vielleicht haben Sie ja Lust, sich eine eigene Sammlung aufzubauen. Sie können natürlich auch mit Tarot oder Engelkarten an neue Antworten kommen. Sehr hilfreich werden zum Beispiel auch die »Karten des Lebens« von Chuck Spezzano erlebt.

Der Ruf der Seele kann natürlich auch aus anderen Quellen kommen. Speziell seit der Familienaufstellungsarbeit, seit Virgi-

nia Satir und Bernd Hellinger, wird immer mehr mit Mustern gearbeitet, die eigentlich unserer Familie oder unseren Ahnen gehören. Muster, die ich zwar nicht erworben habe, die mir aber trotzdem mein Leben schwer machen.
Diese »Hypotheken der Ahnen« sind nicht selten wie eine Krankheitstradition. Leiderfahrungen der Familie scheinen in meinen Zellen und meinem Unbewussten abgespeichert zu sein. Und ich lebe sie manches Mal wie ein Stellvertreter aus. Wie kann ich die Erfahrungen entdecken, aufdecken? Und vor allem, wie kann ich sie verändern oder erlösen?

Fallbeispiel
K. R., eine Frau im mittleren Alter mit Brustkrebs, besucht unsere Gruppe. Sie hat die Krankheit schon länger hinter sich. Nur beschimpft sie sich immer wieder dafür, dass sie nicht dankbar sein kann. Ihre Worte: »Ich bin wieder gesund, ich habe alles, einen guten Mann, wunderbare Kinder, ein schönes Haus und ich kann mich an nichts freuen. Das war schon vor der Erkrankung so. Ich fühle mich so undankbar. Da ist überhaupt keine Lebenslust, keine Freude an all dem Guten.«
Ihr größtes Anliegen ist es, diese »Undankbarkeit« loszuwerden.
Während der Gruppensitzungen kann es vorkommen, dass wir mit kleinen Aufstellungen versuchen, uns den Hintergründen von hartnäckigen Problemen anzunähern.
Wir entschließen uns im Falle von K. R. eine dieser Miniaufstellungen zu machen. Ich schlage vor, wir stellen auf:

> eine Repräsentantin für K.
> eine für das Problem: Ich kann mich nicht freuen
> einen X-Faktor für das, was dahintersteht

Die Stellvertreterin von K. steht unbeweglich und traurig mit hängenden Schultern.
Für das Problem wurde eine große Frau ausgewählt. Die beiden schildern in kurzen Worten ihre Befindlichkeit an ihrem Platz.
Der X-Faktor sagt sofort mit großer Bestimmtheit: »Ich bin die Großmutter.«
Die wirkliche K. beginnt zu schluchzen und kann uns dann nur stockend die Geschichte erzählen:
Ihre Großmutter war mit drei Kindern auf der Flucht, als sie mit 28 Jahren starb. Sie hatte ihre Essensrationen an die Kinder verteilt, damit diese überleben konnten, und war dann an Ruhr erkrankt und sehr schnell gestorben.
K. hatte das schlechte Gewissen der Kinder und Enkel übernommen. Sie würde ja nicht leben, wenn sich diese Großmutter nicht geopfert hätte.
Das Heilungsritual war: K. musste an den Platz ihrer Stellvertreterin gehen und der Großmutter danken, deren Opfer würdigen, aber ihr auch ihr Schicksal wieder zurückgeben. »Ich weiß, dass ich dir mein Leben verdanke. Dir zu Ehren lebe ich mein Leben leichter«, war schließlich der erlösende Satz.
Jeder im Raum war berührt von der mächtigen Energie der Heilung.
Ich konnte in der Folgezeit, als die Seminare längst beendet waren, noch die weiteren Schritte der Patientin beobachten. Sie war wieder voll Lebensfreude.

Annehmen, was nicht zu ändern ist
Patient, 42 Jahre alt, Manager, unverheiratet, seit 14 Jahren immer wieder neu erkrankt, unterschiedliche Krebsarten, Krebsherde. Nun Lebermetastasen, die mit einer neuen Methode weg-

gelasert werden sollen. Seine Lebensgefährtin hatte den ersten Kontakt zu mir gemacht.

Sehr reflektiert, brillant im Denken, hatte der Patient sich mit seiner Krankheit schon lange auseinandergesetzt. Er betrachtete sie anfangs wie einen sportlichen Wettkampf. »Da wollen wir doch mal schauen, wer gewinnt.« Nun ging ihm dieser Siegerglaube langsam verloren.

Wir hatten nach der Beratungsstunde noch zwei Sitzungen miteinander. In der ersten ging es um die frühkindlichen Glaubensmuster, und er erkannte, wie er zu dem geworden war, was er jetzt war: erfolgreich, selbstständig, mit scheinbar hohem Selbstwertgefühl, aber von unbändigem Ehrgeiz getrieben. »Ich kann mein Leben allein führen«, war sein kindlicher Vorsatz gewesen. Und das trotzige fünfjährige Kind wollte es dennoch allen recht machen.

»Ich fühlte mich trotzdem nicht akzeptiert. Vor lauter Anstrengung sind Fröhlichkeit und Herzlichkeit auf der Strecke geblieben. Seit dem Studium lebe ich in permanentem Stress.«

Viele Jahre vorher hatte ich als Abschlussarbeit in meiner Psychosyntheseausbildung eine Übung entwickelt (vielleicht ist »entwickelt« das falsche Wort. Besser: Sie war zu mir gekommen).

Ich nannte die Übung »Kreuzübung«. Es geht darin um die Annahme von Unabänderlichem. Verlust, Verlassensein, den bevorstehenden Tod akzeptieren, um mit der Annahme des Ist-Zustandes wieder in die eigene Kraft zu kommen.

»Nimm dein Kreuz an, und damit hast du es überwunden«, war die Botschaft in meiner Meditation gewesen.

Ich begann viel über die Kreuzessymbolik, die so viel älter ist als das christliche Kreuz, nachzudenken. Das gleichschenklige Kreuz in den alten Kirchen, vor allem in den Kirchen von Frauenklöstern, hatte das Gleichgewicht zwischen Himmel und Erde (vertikal) und Mensch und Umwelt (horizontal) abgebildet, den Baum des Lebens. Ich begann mit der Übung mit meinen Patienten zu experimentieren. Manchmal schien nur ein Schritt zur letztlichen Akzeptanz und inneren Befreiung zu fehlen.

Aus der Arbeit mit den Teilpersönlichkeiten kennen wir als Schritt nach dem Erkennen die Phase der Akzeptanz. Diese Phase hat viel mit bedingungslosem Annehmen zu tun. Die Teilpersönlichkeit oder Bewältigungsstrategie hat Geschichte. Sie hat mir gedient. Eventuell ist sie ein lebenslanger Überlebensmechanismus gewesen. Sie wird viel leichter zu transformieren sein, wenn ich ihren Versuch, mir zu helfen, honoriere, selbst wenn es ein sehr ungeschickter Versuch gewesen sein sollte. Wenn wir ihr dagegen überkritisch und zurückweisend gegenüberstehen, wird der Widerstand eher gestärkt. Ankämpfen, Anpassung und Schutzverhalten binden psychische Energie, und wir können mit dem versteckten Bedürfnis hinter der Teilpersönlichkeit nicht in Resonanz treten.

Der gleiche Energieverlust entsteht, wenn ich unabänderliches Geschehen nicht annehmen kann. Auch hier verbrauchen Kampf und Verdrängung notwendige Lebensenergien.

Durch das hier benutzte Symbol des Kreuzes lässt sich das komplexe Geschehen aus körperlich-seelischem Leid und Schmerz absolut erfassen und ganzheitlich handhabbar machen. Es schafft gleichzeitig die nötige Distanz zum Krankheitsgeschehen.

Jesus hat sich freiwillig für das Kreuz entschieden, er hätte in Ruhe sein Leben in Galiläa beenden können. Diese Freiwilligkeit ist im Falle einer lebensbedrohlichen Erkrankung nicht gegeben – jedenfalls nicht auf der bewussten Ebene. Wenn ich mich jedoch zur Annahme entscheide, hole ich mir Macht zurück – Eigenmacht –, die Macht zu wählen. Und wenn es nur die Wahl zwischen unterschiedlichen Sichtweisen ist, so sind wir doch nicht länger die Opfer einer einseitigen Weltsicht.

Die Theologin Dorothee Sölle beschreibt diese Wahl: »Und das Leben wählen heißt, das Kreuz umarmen. Es heißt, das

Kreuz; die Schwierigkeiten, die Erfolgslosigkeit, die Angst, allein dazustehen, in Kauf zu nehmen ... Und das Kreuz wird grünen und blühen. Wir überlieben das Kreuz. Wir wachsen im Leiden. Wir sind der Baum des Lebens.«

Der Patient ließ sich sofort auf die Übung ein und erlaubte mir sogar das Mitschreiben seiner Antworten.

Hier finden Sie das Transkript der Übung mit ihm und seine Antworten. Die Interventionen und Anregungen der Therapeutin (von mir) sind kursiv geschrieben.

KREUZÜBUNG

Gehe zum Fuß eines Berges oder Hügels, der spontan vor deinem inneren Auge auftaucht.

Du bist entschlossen, dich auf dem Weg nach oben zu machen. Da siehst du seitlich im Unterholz auf dem Boden liegend ein Kreuz. An dem Kreuz gibt es ein Schild und darauf steht der Name deiner Krankheit.

Wie sieht das Kreuz aus? (Wie groß, wie schwer, aus welchem Material?)

Nimm es jetzt auf und trage es nach oben auf den Berg. (Lässt es sich tragen, schleifen? Wie willig oder unwillig nimmst du es auf?)

Achte auf alle Veränderungen, die auf dem Weg nach oben geschehen (Gewicht, Größe usw. können sich verändern).

Patient:
Es ist ein Kreuz aus Eisenbahnschwellen, circa 1,5 m x 1 m groß. Ich nehme die Last auf den Rücken. Gehe damit einige Kilometer hoch.

Es gibt einen kleinen Trampelpfad, Serpentinen. Alles ist grün um mich herum, keine Felsen.

Es ist anstrengend, ich habe den Eindruck, ich komme nie oben an.

Th.: Sagen Sie »Ja« zu dem Weg. Ihr Wille ist am Werk.

Wenn ich das sage, entspannt sich mein Rücken, mein Blick ist jetzt auf die Spitze des Berges gerichtet, ich schaue nicht länger auf den Boden. Muss Pause machen, das Kreuz mal ablegen. Bin circa ein Viertel des Weges gegangen, ich kann ins Tal schauen, es ist ein schöner Anblick.

Habe keine Ruhe, will weiter. Habe mir eine kurze Pause gegönnt. Habe Hunger und Durst, habe das Gefühl, dem Gipfel nicht näher zu kommen. Es ist nicht zu schwer, es auf dem Rücken rumzuschleppen. Ist nicht so, dass man darunter zusammenbricht. Komme mir nur vor wie ein Hamster im Laufrad.

Th.: Was könnte die Spitze, das Ziel für Sie anziehender machen? Fragen Sie sich: Was ist spitze für mich?

Es ist das Paradies, allgemeines, völliges Wohlbefinden.

Th.: Sagen Sie sich: Ich habe genug gelitten, ich habe das verdient.

Es kommt die Angst hoch, dass die Spitze das Paradies ist, der Tod ist. Ich will aber Mut zeigen und darauf losmarschieren. Der Weg wird jetzt steiler und felsiger und beschwerlicher. Ich muss jetzt klettern statt wandern.

Th.: Wie können Sie die Hände frei bekommen, zum Klettern, wie kann es sicherer werden?

Ich hänge mir das Kreuz um. Es zieht mich runter, schnürt mir den Hals zu. Aber die Spitze kommt näher.

Th.: Sagen Sie an dieser Stelle noch einmal absolut »Ja« zu dem Krebs. Ich nehme ihn an und ich schaffe das.

Wenn ich jetzt so darüber nachdenke: Der Krebs ist ein Teil von mir geworden, wie eine schicksalhafte Eigenschaft, die zu mir gehört. Wie ein Charakterzug. Es ist ein Gefühl der Gewöhnung: Man trägt es mit sich rum, es gehört zu einem, man denkt nicht darüber nach. Schleppt man halt so mit sich rum. [Patient hat Krebs seit 14 Jahren, mit verschiedensten Organmanifestationen und Behandlungen.]
Ich bin jetzt auf einem Plateau, Felsvorsprung, muss eine Pause machen.

[Patient macht längere Pause.]

Th.: Machen Sie sich an diesem Punkt Ihre Leistung klar, was Sie alles geschafft und vollbracht haben in dieser Zeit.
Von hier oben sieht es aus wie ein Alpengletscher, wie Mount Everest. Die Ansicht von unten schien so einfach. Von oben ist es felsig, schroff und gefährlich abzustürzen.
Das Gefühl ist jetzt Müdigkeit und Erschöpfung. Das Kreuz liegt jetzt neben mir. Ich genieße den Blick in die Landschaft. Bin kaputt von der Kletterei.
Dabei wollte ich nie Bergsteiger werden und bin nun durch schicksalhafte Begebenheiten Bergsteiger geworden. Eigentlich liebe ich nur das Meer.
Um höher zu kommen, müsste ich jetzt Haken einschlagen.

Th.: Schauen Sie sich um, ob Sie nicht noch einen anderen Weg entdecken.
Seitwärts gibt es einen Pfad, der ist nicht ganz so steil. Der Gipfel leuchtet, dieses Licht kommt immer näher vom Gipfel, es gibt Kraft. Das letzte Stück des Weges geht spiralförmig um den Berg herum.
Ich komme oben an, es ist eine kleine Bergspitze, zum Teil über den Wolken, schaue von hier auf andere Berge und Täler.

Wie im Himalaia. Da stehen bereits ganz viele Kreuze hier oben. Gipfelkreuze. Symbol, dass man da gewesen ist.

Th.: Fragen Sie das Kreuz: Wofür habe ich dich gebraucht?
Kreuz: »Du hast es zu leicht im Leben gehabt.«

Th.: Fragen Sie: Brauch ich dich noch?
Kreuz: »Nein, du hast deine Lektion gelernt.«

Th.: Was war die Lektion?
Kreuz: »Weitergehen, auch wenn der Gipfel noch weit scheint.«

Th.: Legen Sie das Kreuz ab und lassen Sie einen gebündelten Sonnenstrahl auf das Kreuz scheinen.
Das Kreuz zerfällt zu Asche, löst sich in nichts auf.

Th.: Wie ist Ihr Gefühl jetzt?
Ich habe festen Stand wieder gefunden. Ruhe in mir.

Th.: Sagen Sie sich: Ich bin gesund.
Das lässt mich zu Stein erstarren, wie die Jesusfigur in Rio auf dem Berg. Ich mache schnell die Lichtduscheübung, die wir letztes Mal geübt haben. Es wäscht die Angst ab. Werde wieder ich selbst.

Als seine Therapeutin lasse ich ihn am Schluss den sicheren Ort im eigenen Herzen aufsuchen und dort Geborgenheit tanken.
Der Patient will erst einmal keine weitere Stunde verabreden. Er will das Ganze verarbeiten und dann weiterschauen. Die medizinische Behandlung steht jetzt wieder im Vordergrund. Ich denke, er hat sich sehr weit auf diese Reise eingelassen. Die weiteren Stunden hätten die versteinerte Figur des Jesus auf dem Corcovado erlösen können.

Ich bin dann bald nach Berlin in das Projekt im Ev. Waldkrankenhaus gegangen und habe leider nichts mehr von ihm gehört.

Wenn Loslassen Freiraum für Wunder schafft
Das hier geschilderte Fallbeispiel von 1994 findet seine Fortsetzung in einem der Interviews im Kapitel »Interviews mit Lebenden«.

Fallbeispiel M.
Patient M., 38 Jahre alt, Anwalt, verheiratet, zwei Kinder von fünf und sieben Jahren. Nierenkrebs, später Krebs im Bauchraum und Lebermetastasen.
M. nimmt seit längerer Zeit Einzelstunden bei mir. In dieser Zeit hat er viel von seinem stressigen Lebensstil bewusst geändert. Zur Arbeitserleichterung wurden Kollegen eingestellt. In der Mittagspause legte er regelmäßig eine Entspannungspause von einer halben Stunde mit meiner Meditations-CD (»Nachhausekommen zu mir«) ein. Seine Frau hat sich in dieser Zeit viel mit alternativen Heilmethoden auseinandergesetzt. Sie lernte Reiki und behandelte ihn regelmäßig damit. Sie reiste mit ihm zu vielen alternativen Heilern (Mutter Meera, einer russischen Heilerin, usw). Trotzdem verschlechterte sich sein Zustand. Lebermetastasen wurden festgestellt. Sie erwiesen sich nach einiger Zeit als chemotherapieresistent.
Als er zu schwach ist, noch in meine Praxis zu kommen, mache ich einen Besuch bei ihm zu Hause. Ich verabschiede mich für drei Wochen, um in Urlaub zu gehen. Er erzählt mir, dass er Tonkassetten aufgenommen hat für seine beiden kleinen Kinder. Die Kinder sollen ihn hören können, wenn er nicht mehr da ist. Ich verstehe, ohne dass wir darüber sprechen müssen, dass er nun das Sterben akzeptiert hat.

Ich habe das Gefühl, dass es auch zwischen uns um einen Abschied für immer geht. Er umarmt mich (für ihn sehr ungewöhnlich), und ich denke, jetzt sehen wir uns zum letzten Mal.

Als ich drei Wochen später aus dem Urlaub zurückkomme, überlege ich lange, ob ich seine Frau anrufen soll. Lass es aber dann und denke, ich werde schon erfahren, wann er gegangen ist. Vielleicht treffe ich sie ja einmal auf dem Markt.

Circa drei Monate später ist er am Telefon. Ich frage ziemlich aufgeschreckt: »Wo sind Sie?«, und erwarte wahrscheinlich eine Antwort, wie: Im Himmel. Er sagt: »Im Büro.« Und er fragt mich, ob er wieder eine Stunde bei mir haben kann.

Das Telefonat führten wir 1994. Inzwischen hat er seine Kinder groß werden sehen, spielt wieder Tennis, geht walken und fährt Ski, lebt sein Berufsleben, in dem er sich nun auch sehr stark sozial engagiert.

Wir werden nie erfahren, was ihn eigentlich gesund hat werden lassen. Seine Frau wird davon überzeugt sein, dass all die Alternativen schließlich doch gegriffen haben. Meine Annahme ist jedoch, dass mit der Akzeptanz des bevorstehenden Sterbens so viel in Angst gebundene Kraft frei geworden ist, das jedes Wunder möglich wurde.

Die Krankheit verabschieden

Das Wunder vorbereiten kann man auch, ohne dass man bereits dem Tod ins Auge schaut. Wenn wir im Kurs alle unsere Anteile betrachtet, verstanden, vielleicht sogar ein wenig verändert haben, sprechen wir mit der Krankheit.

Wir bedanken uns, für den zugegebenermaßen ungeschickten

Versuch, uns zu helfen, uns ans Lernen oder auch nur Aufwachen zu bringen. Und dann sagen wir der Krankheit:
»*Ich brauche dich nicht mehr.*

Auch wenn ich noch nicht ganz gesund bin, wenn ich noch nicht alle meine Bedürfnisse kenne und lebe, wenn ich mich noch nicht genug liebe. Du, Krankheit, hast mich wach gemacht, und jetzt gehe ich meinen Lebensweg auf gesunde Art und Weise. Ich brauche dich nicht mehr.«

Dieser Satz wird geliebt. Er wird oft und oft wiederholt. Ich brauche dich nicht mehr, weder um gesehen zu werden noch um irgendetwas, als ach so Arme, zu erreichen, noch um meine Umwelt damit zu bestrafen, noch aus irgendeinem Schuldgefühl heraus.

Ich bin stark und gesund und bewältige mein Leben. Ich liebe mein Leben.

Fallbeispiel

Ich möchte hier das Erleben eines damals 56-jährigen Patienten schildern, das ganz viele Facetten unserer Arbeit und die Wirkung des persönlichen Umgangs mit der Erkrankung beinhaltet.

Es ist ein Beispiel, das ich bereits in meiner Doktorarbeit zur Begründung der Zeitstufen der Bewältigung benutzte. Nur sind inzwischen für den Patienten weitere 25 gesunde Lebensjahre vergangen.

Der Patient, den ich vorher flüchtig kannte, steht vor meiner Tür. In der Hand hält er im offenen Umschlag die Krebsdiagnose von seinem Hautarzt: schwarzes Melanom (4 cm Durchmesser), Tumorstadium T4. Der Hautarzt hatte den Tumor 14 Tage vorher wie eine Warze herausgeschnitten und nun den Brief mitgegeben. Der Patient solle sich in der Universitätsklinik operieren lassen.

Er gab sich sehr gefasst, ganz starker Mann, ging ganz »vernünftig« mit der Diagnose um. Wollte dann auch in der Klinik über alles eingehend informiert werden, woraufhin nach der Operation der Professor sich in seiner Gegenwart mit den Studenten über den weiteren Befall der Lymphe unterhielt. Der einzig sichtbare Ausdruck der Angst des Patienten waren vier schlaflose Nächte. Diese, durch Wachheit hervorgerufene Reizüberflutung sorgte für einen Zusammenbruch. Der Patient wurde wegen »Realitätsverlusts« in die geschlossene psychiatrische Abteilung der Klinik eingewiesen. Bei unserem ersten Gespräch dort schilderte er Erlebnisse, wie sie aus der »Nahtod-Literatur« (Moody) bekannt sind oder bei Grof von Schwerstkranken nach der Behandlung mit psychedelischen Drogen geschildert werden.

Durch die Belastung und Überforderung mit bedrohlichen Informationen schienen bei diesem Patienten Bewusstseinsgrenzen für kurze Zeit aufgelöst gewesen zu sein. Er sagte »er habe die Welt verstanden«. »Ich brauche die Krankheit nicht mehr«, sagte er mit absoluter Sicherheit.

Er wurde mit Neuroleptika über einen längeren Zeitraum ruhig gestellt. Ob diese »überschießende« Reaktion für sein Überleben (die OP war 1988!) zuständig war oder seine Erkenntnis: »Ich brauche die Krankheit nicht mehr«, werden wir nie erfahren. Er ist heute über 80 Jahre alt, wirkt 15 Jahre jünger und arbeitet in Haus und Garten und am Computer mit so viel Kraft und Begeisterung, wie ich es noch nie bei Menschen in diesem Alter erlebt habe.

Für unser Buch und unsere Argumentation gibt dieses Beispiel vielfache Belege und wirft gleichzeitig viele Fragen auf:

› Der innerpsychische Schutzmechanismus, die Reizschranke, wurde durch zu viel Information gesprengt: absoluter Realitätsverlust.
› Die chemische (?) Reaktion des Körpers bewirkt Bewusstseinserweiterung: »Ich habe die Welt verstanden« (er erzählte mir bei diesem ersten Treffen in der Psychiatrischen Klinik u. a. Dinge zu meiner Zukunft, die inzwischen alle eingetroffen sind).
› Bestürzung der Umwelt, die mit dieser »Verrücktheit« nicht umgehen kann und schnell zum Alltag übergehen muss. Zum Beispiel die Ehefrau, die sich bis heute weigert, mit ihrem Mann über das Geschehen zu sprechen: »Hör auf, du wirst wieder verrückt«, ist ihre Befürchtung. Für ihn ist das mit Trauer verbunden, weil er seine größte, lebensrettende Erfahrung mit seinem wichtigsten Menschen nicht teilen kann. Wir sprechen hin und wieder über das Wunder, und dann sagt er zu mir: »Sie sind die Einzige, mit der ich darüber reden kann«, verbunden mit tiefer Dankbarkeit von seiner Seite.
› Gedankengesteuerte Reaktionen, die zur körperlichen Realität werden: »Ich brauche die Krankheit nicht mehr.«
› Sicherheit: Ich bin gesund und werde mich auch aus dieser Medikamentenabhängigkeit nach dem psychotischen Schub herausarbeiten.
› Löschung von Trauma und somatischen Markern.
› Inwieweit spielt das Vertrauen und der Glaube der Betreuer eine Rolle bei diesem Prozess?

Das geschilderte Fallbeispiel wäre deshalb an vielen Stellen als Beleg für unsere Gedanken in diesem Buch anzuführen. Ich habe diese Stelle gewählt, weil sie typisch dafür ist, wie Loslassen und Verständnis für sich selbst zu zeigen zur Heilung führen können.
Probieren Sie es mit kleinen Dingen. Zum Beispiel eine heran-

nahende Erkältung wegzuschicken: »Ich brauche dich nicht mehr. Ich werde sofort hinschauen, was du mir sagen willst.« Es funktioniert bei mir fast immer. Eine Lehrerin in einer unserer Gesundheitsgruppen sagte: »Ich schicke die herannahende Krankheit weg: Ich brauche dich nicht mehr. Dann gönne ich mir einen Gesundheitstag, in dem ich mir Gutes tue. Damit erspare ich mir und meinen Schülern 14 Tage Ausfall wegen einer Grippe.«

»Die Sinnlosigkeit ist gestorben«

Das waren die Worte einer 40-jährigen Patientin nach zehn Treffen in unserer ersten Krebsgruppe 1985. Mehr tot als lebendig hatte sie sich gefühlt, als sie nach harter Behandlung ihres aggressiven Blutkrebses zu uns kam. »So kann ich nicht weiterleben, es muss noch etwas anderes geben«, davon war sie überzeugt. Sie suchte Behandlungen, die ihr guttaten, die sie stärkten. Sie reiste für die Abende 70 km weit an.

Ihr Feedback habe ich bis heute aufgehoben: »Mein Leben ist kostbar geworden, nicht mehr so selbstverständlich. Ich weiß jetzt, welches Potenzial in mir steckt. Ich gebe mir mehr Zeit. Ich habe mit dem Malen begonnen, nach unseren spontanen Zeichnungen hier im Kurs, habe ich Spaß bekommen, ich habe mein Talent entdeckt. Ich habe auch gesehen, was ich bereits alles in meinem Leben geschafft habe. Es lohnt sich weiterzumachen. Ich möchte das weitergeben, was mir geholfen hat.«

Sie wurde u. a. Atemtherapeutin nach Middendorf.

Der Mensch ist ein Sinnwesen. Wir hungern nach Sinn, versuchen Dingen einen Sinn zu geben, etwas muss sinnvoll sein, damit wir es ertragen können. Wenn etwas sinnlos ist, war es umsonst, die Mühe war vergebens.

Der Krankheit Sinn abzugewinnen, ist deshalb ein zutiefst menschliches Bedürfnis. Wenn dieses Bedürfnis abgetan wird, geht eine wichtige Dimension verloren, die zu innerem Frieden führen kann. Ich bin nicht schuld an meiner Krankheit, aber sie hat einen Sinn für mich gehabt. Ganz gleich, welchen Sinn ich für mich entdecken konnte.

Oft ist es den Patienten peinlich, und doch trauen sich manche zu sagen: »Es klingt pervers, aber heute mit diesem Abstand von 15 Jahren kann ich sagen, der Krebs war das Beste, was mir passieren konnte. Heute lebe ich.«

Überall waren Erkenntnisse, die eine Neuinterpretation des Lebens zuließen: Es war gut, diese und jene Erfahrung war notwendig, damit ich wachsen konnte. Das musste ich erleben, damit ich zur Selbstliebe und damit zur Liebe fähig wurde.

»Ich habe mich gar nicht verändert, aber meine Augen sind andere. Ich schaue anders in die Welt.«

Obwohl wir nicht explizit mit der Sinnfrage arbeiten, wird sie doch schon früh ausgelöst, wenn ich bereits in der ersten Beratungsstunde die Frage stelle: »Wofür wollen Sie weiterleben?«

Die Frage zwingt zum Nachdenken und zur Ehrlichkeit. Sie macht Werte, Ziele und Visionen bewusst bzw. deren Fehlen. Die Antwort: »Ich möchte noch meine Enkel groß werden sehen«, reicht mir nicht. Frech setze ich dagegen: »Die werden auch ohne Sie groß!« Und schon sind wir dabei, was ist mir wirklich wichtig in meinem Leben.

Zu lernen, dass erst die eigenen Töpfe gefüllt sein müssen, ehe ich aus der Fülle weitergeben kann, ist eine harte Arbeit im Kurs. Allzu schnell kommen sich vor allem die Frauen egoistisch vor. Um den Unterschied zwischen Egoismus und Selbstliebe zu erkennen, braucht es Zeit. Je mehr die Frauen bei sich und ihren Bedürfnissen ankommen und diese erfüllen, desto ehrlicher wird der Blick über den Tellerrand: Ich gebe nicht mehr aus dem eigenen Mangel, um zu bekommen oder um geliebt zu werden. Ich kann die wirklichen Bedürfnisse der anderen sehen und kann mich dann verschenken.

Schöner als mit den Bernhard von Clairvaux (1090–1153) zugeschriebenen Worten kann man es nicht sagen:

»Wenn du vernünftig bist, erweise dich als Schale und nicht als Kanal, der fast gleichzeitig empfängt und weitergibt, während jene wartet, bis sie gefüllt ist. Auf diese Weise gibt sie das, was bei ihr überfließt, ohne eigenen Schaden weiter.

Lerne auch du, nur aus der Fülle auszugießen, und habe nicht den Wunsch, freigiebiger zu sein als Gott. Die Schale ahmt die Quelle nach. Erst wenn sie mit Wasser gesättigt ist, strömt sie zum Fluss, wird sie zur See. Du tue das Gleiche! Zuerst anfüllen und dann ausgießen. Die gütige und kluge Liebe ist gewohnt überzuströmen, nicht auszuströmen. Ich möchte nicht reich werden, wenn du dabei leer wirst. Wenn du nämlich mit dir selber schlecht umgehst, wem bist du dann gut? Wenn du kannst, hilf mir aus deiner Fülle; wenn nicht, schone dich.«

Fülle und Sinn wieder zu sehen gelingt oft erst, wenn wir auch Tiefpunkte im Leben überwunden haben.

Die folgende kleine Übung stammt von Heike Lampe, einer Kollegin aus der Charité. In einer Fortbildungsveranstaltung übten wir damit.

ÜBUNG: Was macht Sinn in deinem Leben?
Du machst die Übung am besten mit einer Freundin.
Setzt euch gegenüber. Schaut euch in die Augen. Wer ist A, wer ist B.
Zuerst stellt A immer wieder die Frage: »Was macht Sinn in deinem Leben?«
Nach jeder Antwort spiegelt A zurück zu B: »… macht Sinn in deinem Leben.«
A kann auch für B die Antworten gleich in das Tagebuch schreiben.

> Nach circa zehn Antworten werden die Plätze getauscht.
> B stellt nun die Frage und spiegelt zurück und schreibt auf.
> Du wirst staunen, wie vieles in deinem Leben Sinn macht.

Immer wieder zu sich und Ihren Gaben zurückzufinden, zu dem, wozu Sie gedacht sind, wird immer mehr Ihre Selbstliebe stärken. Eine wunderbare Möglichkeit des Sich-beschenken-Lassens von Ihrer höchsten Weisheit ist ein Brief, den Ihnen Ihr Höheres Selbst diktiert.

> **ÜBUNG: Brief vom Höheren Selbst**
> Lege dir Schreibzeug griffbereit neben deinen Stuhl.
> Nun setze dich aufrecht und trotzdem bequem auf einen Stuhl. Spüre ganz bewusst deine Füße auf dem Boden und das Ausgerichtetsein deines aufrechten Körpers.
> Nun machst du dich auf den Weg zu deinem inneren Tempel, den du schon kennst. Lass dir Zeit für diesen ganz bewussten Waldspaziergang mit allen Sinnen.
> Wenn du aus dem Wald trittst, siehst du deinen inneren Tempel mitten auf der kreisrunden Lichtung stehen. Er kann manchmal seine Form etwas verändern. Lass es einfach zu, wie immer er heute aussieht. Du näherst dich ihm an und merkst beim Betreten der Lichtung, wie rings um dich alles immer stiller wird. Du tauchst tief ein in diese Stille, während du auf den Tempel zugehst und ihn betrittst.
> Du kommst heute mit einer bestimmten Absicht: Du suchst das Gespräch mit deinem Höheren Selbst, um von ihm Rat und Hilfe für die nächsten Wochen zu bekommen.
> Stell dich in die Mitte des Tempels und lass sein Dach sich

öffnen. Es klappt vielleicht auf wie ein Planetarium. Und du schaust nach oben, direkt in die Sonne. Eine helle Gestalt löst sich aus dem Licht und kommt an einem Sonnenstrahl zu dir nach unten.

Nimm Kontakt auf mit der Gestalt und bitte sie, dass sie dir einen Brief an dich diktiert.

Höre einfach zu. Nimm alles an, was kommt, und schreibe es auf dein Blatt. Lass dir Zeit dabei.

Wenn du endest, lass dein Höheres Selbst unterschreiben. Vielleicht erfährst du nun zum ersten Mal seinen Namen, wenn es »Dein...« oder »Deine...« unter den Brief schreibt. Bedanke dich bei der lichten Gestalt für ihre Worte und verabschiede dich.

Du machst dich auf den Weg nach Hause und kommst in deiner Zeit wieder im Raum an.

Vielleicht willst du einen Umschlag mit deiner Adresse beschreiben und frankieren. Du kannst diesen Brief einer Freundin oder einem Freund anvertrauen und ihr/ihm sagen, sie/er soll ihn zur Post geben, wann immer sie das Gefühl hat, dass du ihn jetzt brauchen könntest (spätestens nach einem Vierteljahr).

In unseren Einführungsgruppen zur Psychosynthese gehört dieser Brief immer zum Programm am letzten Tag. Wir begeben uns in unseren inneren Tempel und nehmen erneut Kontakt auf mit unserem Höheren Selbst, der Verkörperung unserer höchsten Weisheit.

Ich gebe nichts vor, wir stehen einfach vor dieser Gestalt und lauschen, was sie uns zu sagen hat. Der Brief beginnt mit dem heutigen Datum und der Anrede: »Liebe...«

Eine Teilnehmerin vor Jahren war sehr unwirsch: »Bei mir

kommt nichts, es geht einfach nicht.« Trotzdem verschloss sie den Brief im Umschlag, adressierte ihn an sich selbst und legte ihn in die Mitte zu den anderen Briefen. Ich sammle dann die Briefe ein und schicke sie oft erst nach sechs bis acht Wochen weg. Ich bekam eines Tages einen Anruf: »Habe gerade den Brief meines Höheren Selbstes bekommen. Es ist der schönste Brief, den ich je bekam. Ich öffnete und es stand nur ein Wort darin ›Liebe‹. Das ist alles, was wichtig ist: Liebe zu bekommen, zu lieben. Ich bin so glücklich mit meiner Botschaft.«

Für mich war es auch wieder eine Bestätigung: Nimm alles an, was kommt. Auch wenn du es noch nicht verstehst, es noch keinen Sinn ergibt. Nimm es an. Es wird sich irgendwann erschließen. Früher oder später. Mein ungeduldiger Teil hatte wieder eine Lektion erhalten!

Heilwerden zum Sterben

Mit all meinen Wundergeschichten sieht es so aus, als hätte ich nur Menschen erlebt, die gesund geworden sind oder ganz lange überlebt haben.

In meiner Arbeit mit den Patienten wurde mir ganz früh klar, ich kann nur hilfreich sein, wenn ich mit meiner eigenen Sterbeangst umgehen kann. Zu viele Helfer hatte ich im Laufe der Jahre erlebt, die sich dieser Angst nicht stellen wollten. Die waren von der Arbeit schnell überfordert und bald ausgebrannt. Oder sie mussten sich panzern oder wurden zynisch, um ihre Arbeit machen zu können.

Als Elisabeth Kübler-Ross in den frühen 1980er-Jahren Kurse in den Niederlanden anbot (die Kurse in Deutschland waren immer auf Jahre ausgebucht), meldete ich mich dort an. Sie schuf das sichere Umfeld, den Container von Vertrauen, in dem eine Riesengruppe von circa 80 Teilnehmern an der eigenen Sterbeangst und an den Erfahrungen mit dem Sterben arbeiten konnte.

Ich konnte feststellen, dass mein natürlicher Umgang mit dem Sterben, meine Zuversicht, dass auch dort alles gut wird, nicht Abgestumpftheit bedeutet. Nein, eine Nahtoderfahrung als Kleinkind hatte mir die Angst genommen. Es war eher eine große Sehnsucht zurückgeblieben. Eine Sehnsucht nach meinem eigentlichen Zuhause.

Viele meiner Patienten sind gestorben, manche nach kurzer Zeit, manche nach vielen Jahren. Das Herzensband trug oft bis zum Schluss:

Meine erste Patientin (44 Jahre, Brustkrebs) hatte lange Zeit die Operation abgelehnt. Das brachte mich in ziemliche Konflikte, sie zu begleiten. Ich konnte es nur, als sie sich bereit erklärte, mit mir das ganze Szenario durchzuspielen, wenn sie es allein nicht schaffen würde. Sie war sich voll bewusst, dass sie dann vieles zu ertragen hätte, an Kritik, Unverständnis und Beschimpfung. Ich ließ nicht locker, und sie musste sich auch ihr Sterben ansehen, wenn sie so alle Behandlung abbrach.

Nachdem der Krebs dann nach zwei Jahren aufgebrochen war, stimmte sie der Operation zu: »Jetzt kann ich sehen, dass die Brust krank ist.« Als es nicht sehr lange danach zum Sterben ging, fragte ich sie, ob sie ihre damalige Entscheidung bereue. »Nein, ich habe zwei Jahre voll gelebt, wunderbare Fernreisen gemacht und noch so viel erlebt. Das hätte ich alles unter der Behandlung und Chemotherapie nicht machen können.«

Einige Wochen später fragte sie mich: »Würdest du auch den letzten Weg mit mir gehen?« Ohne zu überlegen, sagte ich sofort zu. Erst abends in meiner Badewanne kam die Angst. Ich saß heulend da: Was hast du da versprochen? Was kannst du schon geben? Du hast keine Ahnung, was gebraucht wird.

Mit ihr durfte ich alles lernen, was in dieser kostbaren letzten Zeit nötig ist: Da-Sein, Zuhören, Akzeptieren, in Liebe Mittragen. Mitweinen und oft sogar Mitlachen. Absolutes Einlassen, absolute Offenheit ist unerlässlich. Keine Beschönigungen, keine vorsichtigen Schachzüge werden mehr hingenommen. Die blanke, nackte Ehrlichkeit ist gefordert. Es war für mich eine sehr reiche Zeit. Die Familie war liebevoll sorgend bis zum letzten Moment bei ihr.

Es folgten im Laufe der Jahre dann weitere Sterbebegleitungen, in denen ich auch viel über Beziehungen und Liebe lernen konnte. Vielfach gelang es uns noch gemeinsam, Verbindung zu Kindern und Verwandten herzustellen, ihnen zu helfen, letzte Dinge zu klären. Den Abschied zu gestalten.

Ich erinnere mich besonders an einen solchen würdevollen, liebevollen Abschied in einem Hospiz in Lohmar. Eine Woche vor dem Tod der Patientin wurde ein Erntedankfest gefeiert. Es war die Gelegenheit für sie, zu danken, sich bewusst zu verabschieden und zu feiern. Aber auch ihr Leben fand eine letzte große Würdigung durch Freunde und die Familie. Als später ein sehr einflussreicher Verwandter von ihr fragte: »Was kann ich für dich tun?«, sagte sie ihm: »Für mich nichts mehr. Aber schau, wie dieses Haus gefördert werden kann. Sie wollen, sie müssen sich vergrößern.«

Sie hatte sich gut vorbereitet und bereits losgelassen. Nun konnte sie absehen von sich und damit das Größere im Blick behalten. Uns allen war klar, dass sie einen tiefen Abdruck in der Welt hinterlassen hatte. »Ich war nicht umsonst da.«

Wenn mein Verhältnis zu den Patienten sehr stabil ist, schlage ich ihnen früh schon vor, sich das Sterben anzuschauen, damit die Sterbeangst von ihrer Macht verliert. So viel Kraft wird in der Unterdrückung der Angst gebunden. Ich gebe das als Vorschlag in unsere Gespräche und sage: »Sie bestimmen und können mir sagen, wenn Sie bereit sind, das anzugehen.«

Wir benutzen dann die Sterbemeditation von Carl Simonton aus *Wieder gesund werden*, um das eigene Sterben zu betrachten und zu durchleben.

Je früher wir das machen, umso besser. Oft wird das Leben

dann mit anderen Augen angeschaut, intensiver gelebt. Wenn sich die Krankheit verschlimmert, ist es oft sehr schwierig, diese Übung zu machen, weil die aktuelle Angst einen realen Hintergrund hat und damit sehr mächtig ist.

Kurz vor dem Tod, wenn die Angst vor einem langen Todeskampf überwiegt, üben wir oft das »Aussteigen« ein. Die Vorstellung entstammt dem Buch *Deathing – Den Tod bewusst erleben* (Anya Foos-Graber) und leitet an, wie man sich aus dem Körper herausatmen kann. Es ist eine große Unterstützung, wenn man bereit ist zu gehen und vorher alle »unerledigten Geschäfte« bearbeitet hat.

Elisabeth Bergner, die große Schauspielerin, sagte kurz vor ihrem 90. Geburtstag in einem Interview: »Wir werden gefragt.« Der Reporter verstand sie nicht gleich. »Wir werden gefragt, ob wir bereit sind zu gehen.« Kurze Zeit später starb sie. War es schon das Wissen, die Weisheit um das Sterben?

Erst viel später hörte ich bei Elisabeth Kübler Ross, wie Menschen sich schon im Weggehen besannen, dass sie noch einmal zurückmüssten. Irgendetwas, irgendjemand brauchte sie noch dringend. Bei einer meiner Patientinnen konnte ich erleben, wie sie trotz schwerster Behinderungen bis zum 18. Geburtstag der Zwillinge durchhielt, damit die Kinder über sich selbst bestimmen könnten und nicht in die Stieffamilie müssten.

Oder: Eine Patientin kam 2006 mit Lebermetastasen zu mir. Die Stationsschwester hatte meine Arbeit empfohlen, weil sie dauernd weinte und so schlecht die erneute Chemotherapie annehmen konnte. Sie berichtete gleich in der ersten Sitzung, dass sie vor elf Jahren ihre Ersterkrankung Brustkrebs hatte und damals gebetet hatte, doch wenigstens noch bis zum 18. Geburtstag der Tochter leben zu dürfen. Nun feierte die Tochter ihren 18. und bei ihr waren die Lebermetastasen aufgetaucht. Gibt es eine solche Programmierung? Was setzen wir ins »Netz« des Bewusstseins?

Wir arbeiteten damals an der Löschung dieses Vorsatzes aus dem Jahr 1995. Heute geht es der Patientin nach mehreren Chemos seit Jahren wieder gut.

Drittes Geheimnis:
»Jasagen« zu meiner Seelenabsicht

»Ripeti nel dolore.
SI, PADRE! Allora tu sei unito a Dio e consolazione e forza scorreranno nel tuo cuore.«

Ich bin im Juli 2000 auf dem Weg zur Weltkonferenz der Psychosynthese in Bologna. Vorher genieße ich noch eine Woche Urlaub in der Emiglia Romana. Ein Kloster des heiligen Franziskus, hoch oben an einen Felsen geklebt, La Verna, zieht mich dort immer wieder an.

Ich komme von tief bewegender Arbeit zu Hause. Eine meiner Patientinnen, die mir in den zwölf Jahren seit ihrer Ersterkrankung (Brustkrebs mit 46 Jahren) sehr ans Herz gewachsen ist, liegt im Sterben. Nach verschiedenen anderen Manifestationen des Krebses ist nun das Brustfell befallen. Man kann förmlich zuschauen, wie sie dahinsiecht. Ihr großer Überlebenswille scheint zum ersten Mal gebrochen. Alle Freunde und Angehörigen rechnen mit dem Schlimmsten.

Telefonate mit dem Ehemann meiner Klientin bestätigen, dass es ihr immer schlechter geht. Während ich über einem steilen Abhang an diesem kraftvollen Platz sitze, bete ich für sie. Ich bitte um ein Zeichen für ihre Heilung. Frage: Was können wir tun?

Dann gebe ich alles nach oben ab: *Dein* Wille geschehe.

Ich habe keinen Hinweis, keine Bilder bekommen. Als ich dann vorsichtig dem steinigen, abschüssigen Waldweg abwärts folge, liegt vor mir auf dem Waldboden ein kleines Kärtchen,

ähnlich den Heiligenbildchen, die wir früher im Gebetbuch hatten. Es ist ganz sauber, so als wäre es gerade erst auf den feuchten Waldboden gelegt worden. Darauf steht gedruckt, natürlich in Italienisch:
»*Ripeti nel dolore.*
SI, PADRE! *Allora tu sei unito a Dio e consolazione e forza scorreranno nel tuo cuore.*«
Ich lasse es mir abends von meiner Tochter am Telefon übersetzen. Es heißt:
»Wiederhole im Schmerz: JA, VATER! Nun bist du vereint mit Gott und Trost und Stärke fließen in dein Herz.«
Danach rufe ich in Köln den Ehemann der Patientin an, erzähle von dem Fund, der so viel bedeutungsvoller ist als das kleine Gebet auf dem Zettelchen. Die Patientin, selbst Therapeutin, hat jahrelang und immer noch innerlich mit ihrem längst toten Vater gekämpft. Ihm nie verzeihen können, dass er sie nie gesehen, gefördert hat. Im Gegenteil, nach ihrer Meinung, jede Entfaltung gebremst hat. Sie kann den alten Groll einfach nicht loslassen.
Ich bitte ihren Mann, ihr das Gebet weiterzugeben.
Als ich zehn Tage später wieder zu Hause bin, arbeiten wir am »Ja-Sagen« mit dem eigenen Vater und dem göttlichen Vater. Der aktuelle Krebs verschwindet.
Trotzdem sie in den nächsten Jahren immer wieder an den unterschiedlichsten Organen erkrankte, lebte sie weitere zehn Jahre, verfasste spirituelle Schriften und illustrierte sie mit wunderschönen Bildern, obwohl die Bewegungsfähigkeit ihres rechten Arms und der rechten Hand vollkommen eingeschränkt war. Den Groll gegenüber dem eigenen Vater hat sie nie ganz losgelassen.
Wenn ich bereits in der ersten Beratungsstunde – wie ich ganz zu Anfang schon beschrieb – die Patienten frage: »Wofür wollen Sie weiterleben?«, dann handelt es dabei darum, Ressourcen zu aktivieren, Ziele anzudenken, damit die Lebenskraft einen Fokus hat.

An dieser Stelle unserer Arbeit geht es um einen größeren Sinn.
- Wozu bin ich auf der Welt?
- Wie benutze ich dieses kostbare Geschenk, meinen Körper?
- Wofür nutze ich meine geschenkte Zeit?
- Wie erfahre ich meine Seelenabsicht?

Die Seele spricht eine leise Sprache. Sie spricht in Bildern, Symbolen, in Begegnungen. Ich muss nur meine Sinne und mein Herz öffnen, um ihr zuzuhören. Sich selbst zuhören, heißt, meinem Selbst zuzuhören. Ich gehe in die Stille und lausche.

Die sicherste Übung, sich meinem Seelenauftrag anzunähern, ist es, jeden Morgen in den inneren Tempel zu gehen, dort Kontakt mit dem Höheren Selbst zu aufzunehmen und zu fragen: »Was willst du heute von mir? Was willst du, dass ich tue?« Statt weiter zu jammern, kommen wir dann vom Bitten und Betteln zu unserer eigentlichen Aufgabe.

Hier einige Kennzeichen, dass ich im Kontakt bin mit meinem Höheren Selbst (nach Gill Edwards):
- innerer Friede und Harmonie
- spontaner Humor
- ein tiefes Gefühl der Dankbarkeit
- sich in sich selbst komplett zu fühlen
- ohne Eile zu sein, frei von »busy-ness«
- ein Gefühl von Wundern und Neugier
- Energie und Enthusiasmus
- vom Herzen aus zu sprechen
- die Stärke zu haben, verletzlich zu sein
- Vertrauen in das eigene innere Wissen
- sich selbst leicht zu nehmen
- einen Sinn von Zweck und Ziel zu haben
- kreative Inspiration
- 100%ige Verantwortung für das eigene Leben zu übernehmen

> Geben aus einem Gefühl der Fülle
> ehrlich zu sein
> im gegenwärtigen Moment zu leben
> die eigenen Träume zu verwirklichen
> sich 100%ig lebendig zu fühlen

Damit Sie Ihren einzigartigen Seelenauftrag hören, werden wir noch zwei Übungen kennenlernen.

ÜBUNG: Schatzkarte
Nimm ein großes, festes Blatt Papier und stell dir vor, dass du fünf Jahre in der Zukunft bist. Schreibe zuerst den heutigen Tag und Monat auf das Papier, aber die Jahreszahl ist fünf Jahre weiter.
Du bist jetzt fünf Jahre in deine Zukunft gereist und beschreibst alles in der Gegenwartsform, was du dort erreicht hast. Alles, was dein Herz jemals gewünscht hat. Auch wenn du es für unrealistisch hältst.
Du beschreibst, wo du wohnst und wie du lebst, was du machst, was du arbeitest. Wer um dich herum ist, welche Beziehung du hast usw. Du beschreibst deine Gesundheit. Male dir dein Leben in den leuchtendsten Farben aus. Beschreibe alles ganz konkret. Es ist bereits eingetreten.
Dann rolle das Blatt zusammen. Vielleicht umwickelst du es mit einem schönen Band, wie eine Schatzkarte, und schreibst außen noch einmal das Datum in fünf Jahren darauf. Dann deponiere diese Schatzkarte ganz hinten in einem Schrank. Du brauchst fünf Jahre nicht nach ihr zu schauen. Sie arbeitet für dich.

> **ÜBUNG: Mein höchstes Ziel im Leben**
> Nimm ein Blatt Papier und schreibe darauf die Überschrift:
> *»Mein höchstes Ziel im Leben ist ...«*
> Verbinde dich nun mit der Sonne über deinem Kopf oder mit deinem Höheren Selbst.
> Dann lasse diesen Satz zu Ende führen: »Mein höchstes Ziel im Leben ist ...«
> Vielleicht willst du das Ziel noch ein wenig ausführlicher beschreiben, klar und präzise formulieren. Vielleicht fragst du dich auch: »Ist es mir wirklich wichtig?« (Ist es für die Welt wichtig?)
> Schreibe es in drei bis vier Zeilen auf.
> Darunter listest du alles auf, was dich dorthin führen könnte. Erste Schritte und längerfristige Maßnahmen. Einfach, was dir jetzt dazu einfällt oder gegeben wird. Du kannst diese Liste jederzeit ergänzen.

Vielleicht geht es Ihnen dann wie Victor Frankl, dem Schöpfer der Logotherapie, der sagte: »Man muss seinen Auftrag im Leben nicht erfinden, sondern entdecken.«

Zum guten Abschluss: Das Geschenk der Heilung oder das Geheimnis der Geheimnisse

Wir haben einen langen gemeinsamen Weg zur Selbstheilung beschritten: Angst angenommen und ihr damit von ihrer zerstörerischen Kraft genommen, Selbstliebe auf vielen Wegen eingeübt. Von unserem Körper und unserer Seele wieder Zuhören gelernt.

Und nun geht es zu unserem größten Schatz, zu unserem Gottesgeschenk, zu unserer Ganzheit.

Dazu fiel mir eine alte Geschichte ein. Sie erzählt von Göttern, die sich überlegten, wo sie die größte Kraft des Universums aufbewahren und verstecken könnten, damit der Mensch sie nicht fände, bevor er reif sei, sie weise und verantwortungsvoll zu nutzen.

Die Spitze des höchsten Berges sei ein gutes Versteck, schlug ein Gott vor. Aber schnell wurde ihnen klar, dass Menschen die Berge erobern würden und vielleicht noch nicht reif für dieses Geschenk seien. Von einem weiteren Gott kam die Idee, dass diese Kraft auf dem Grund des Meeres absolut sicher sei. Aber nach reiflichem Abwägen erkannten sie, dass der Mensch auch in die tiefsten Bereiche des Meeres eintauchen würde in seinem Forscherdrang. Die größte Kraft sei auch dort nicht lange sicher. Und jemand könnte sie finden, bevor er in der Lage und reif dafür sei, sie zum Wohle aller zu nutzen.

Schließlich sagte der dritte Gott: »Ich weiß, was wir tun. Wir verstecken die größte Kraft des Universums im Menschen selbst. Keiner wird auf die Idee kommen, dort danach zu suchen. Es sei denn, er ist reif genug, den Weg nach innen zu gehen.« Und so geschah es. Seither wartet die größte Kraft in uns darauf, von uns entdeckt und weise genutzt zu werden.

Vielleicht glauben wir auch dem schottischen Poeten Alexander Smith, der sagte: »Wenn du ein Geheimnis bewahren willst, hülle es in Offenheit.«

Ohne viel zu erklären, möchte ich Sie jetzt einfach einladen, sich auf den Weg nach innen zu begeben, um das Geheimnis und die Weisheit des Heil-Werdens zu entdecken.

ÜBUNG:
Die kleine Schatzkammer hinter meinem Herzen
Prüfe deine Bereitschaft, ob du gesund werden willst. Bist du bereit, dich heilen zu lassen?
Wenn du das aus vollem Herzen bejahen kannst, suche einen ruhigen Ort auf und schau, dass du dort mindestens 40 Minuten ungestört bist.
Schließe die Augen und beobachte einen Moment deine Atmung. Die Atmung kommt und geht – lasse dich von der Atmung ganz langsam in die Ruhe bringen.
Mit jedem Atemzug, den du nimmst, wirst du ruhiger, die Atmung wird tiefer und tiefer. Und ausatmend wird der Alltag unwichtiger, Gedanken, Körperempfindungen. Du sagst zu ihnen: »Ja, ihr seid da«, und dann atmest du sie aus. So gut es geht. Du lässt mit der Ausatmung immer mehr los.
Aus dieser Ruhe heraus stellst du dir vor, du könntest in dich, in deinen Körper eintreten.
Du siehst eine weit geöffnete Tür.
Sage dir, als du eintrittst: »Ich möchte zu meinem größten Schatz gelangen. In die Schatzkammer hinter meinem Herzen.«
Wenn du durch diese Tür eingetreten bist, siehst du einen Gang, der ganz sanft in die Tiefe führt.
Der Gang ist gut beleuchtet, sodass du die glatten Wände sehen kannst. Es fällt dir leicht, hindurchzugehen.
Du siehst, dass es weiter hinten noch heller wird. Es scheint dort ein Licht, das dich regelrecht anzieht, verlockt weiterzugehen.
Und du gehst weiter und weiter, es ist ein sicheres Gefühl, diesen Gang in dir zu beschreiten.

Du kommst an großen Türen vorbei. Auf einer Tür steht Körperarchiv, auf der nächsten Geistesarchiv. Aber du gehst weiter, vom Licht angezogen. Du weißt, hinter diesen Türen sind die Erinnerungen deines Körpers gespeichert, alles ist dort gut aufgehoben und gestapelt. Da gibt es all die wunderbaren Erlebnisse, all die freudigen, an die du dich gerne erinnerst. Aber genauso sind im gleichen Raum und ohne Rangfolge oder Wertung die anderen Erlebnisse, die schmerzhaften, das, was dich getroffen und geschmerzt hat, auch einsortiert. Alles hat dort seinen Platz.
Du würdest gerne einen Blick hineinwerfen, aber du weißt, du musst ein anderes Mal dort hineinschauen. Du hast heute ein anderes Ziel. Dir ist anderes wichtig.
Und du gehst weiter und weiter. Ganz sanft senkt sich der Gang nach unten. An einer weiteren Tür steht jetzt in altmodischen Schriftzeichen: Ahnenarchiv. Auch das macht dich neugierig.
Aber du erinnerst dich an dein Ziel und kannst nun den Lichtpunkt am Ende des Ganges schon viel größer sehen.
Du fühlst dich so versucht, manches zu berühren oder anzuschauen, aber du weißt im Moment: Mein Ziel ist ein anderes. Und du schaust dich noch einmal bewundernd um und machst dich weiter auf den Weg. Das Licht, das vorher nur ein Punkt in der Ferne war, ist größer geworden.
Es scheint jetzt auf dem Boden zu dir hinzufließen. Du befindest dich auf einem Lichtlaufband. Das Licht kennt den Weg.
Es haben sich jetzt auch die Wände des Ganges verändert. Sie sehen ganz futuristisch aus: ausgekleidet mit schimmernder Folie, silbrig und hell strahlend. Du kommst rasch voran auf diesem Laufband. Etwas zieht dich zum Licht.

Und bald schon öffnet sich vor dir ein riesengroßer Saal, mit einer gläsernen Kuppel, durch die strahlendes Licht einfällt. Der ganze Saal schimmert in silbrig-weißem Licht. Um dich herum stehen modernste Aufzeichnungsgeräte, Maschinen, Bildschirme. Du weißt, hier wird mehr aufbewahrt, als zu dir persönlich gehört. Fast wie eine Menschheitsbibliothek, eine Weltbibliothek sieht es hier aus. Auf den Bildschirmen siehst du alte Geschichten, alte Filme, Mythen und Sagen.
Du staunst noch einen Moment über den Widerspruch: So moderne Geräte und dann dieses alte Bildmaterial. Aber du weißt, auch das gehört zu dir.
In der Mitte des Raumes führt eine Wendeltreppe nach oben direkt unter die Kuppel. Du steigst die Treppe hinauf und kommst auf einer Plattform an. Vor dir ist ein Portal. Während du es durchschreitest, hast du das Gefühl, dass alles von dir abfällt, wie alte Kleider. Du gehst groß und aufrecht in diesen Raum.
Mitten im Raum siehst du so etwas wie eine gläserne Durchgangsschleuse. Du fühlst dich an die Durchleuchtung auf dem Flughafen erinnert. In dieser Schleuse siehst du die Umrisse einer Gestalt. Sie erinnert dich an den ausgebreiteten Menschen von Leonardo da Vinci.
Du weißt sofort: Das bin ich. Das ist meine perfekte Form. Meine Urform – meine Urmatrix –, mein heiles Selbst. Absolut perfekt und göttlich.
Die gläserne Gestalt dort drin enthält alle Informationen deines ganzen Körpers, deine Seeleninformationen. Es ist dein Bauplan. Es ist der Seelenfunke, als der du auf die Welt gekommen bist. Einfach und total perfekt. Nichts daran ist krank oder kaputt oder reparaturbedürftig. Und du

weißt, das gehört dir. Du darfst es dir zurückholen: deine Ganzheit.

Und während du davorstehst, fallen dir all deine Schmerzen ein, all die kleineren und größeren Beschwerden. Alles, was nicht mehr heile ist. Wo tut es mir weh? Was macht mir zu schaffen? Ist es meine Hüfte, sind es die Finger, die sich nicht mehr so gut bewegen lassen wie früher, sind es meine durchgetretenen Füße? Ist es mein Herz, das manchmal verrückt spielt? Aus dem Takt geraten ist?

Frag dich nun, was davon dich am meisten beschäftigt, von alle dem, was in dir nicht mehr so gut funktioniert. Vielleicht schwirrt dir durch den Kopf, was der Arzt dazu gesagt hat: »Das ist Verschleiß, da kann man nichts machen, damit muss man leben, in Ihrem Alter ist das normal, das ist Ihrem Alter gemäß.« All das fällt dir nun ein.

Aber wenn du dort diese Perfektion siehst, weißt du, dass das alles gar nicht stimmt, dass das Heilsein immer noch in dir schlummert. Der absolut gesunde, perfekte Körper. Die göttliche Keimzelle. Sie ist in dir von Anbeginn.

Nun nimm dir ein erstes Problem. Es mag kleiner oder größer sein. Einfach das, was dich am meisten beschäftigt.

Und dann sage dir: »Ich trete wieder ein, in meine Vollkommenheit und Ganzheit, in die göttliche Matrix, in mein heiles Selbst.«

Nach diesem Entschluss mach einen Schritt in diese Schleuse.

Vielleicht hattest du eben noch Angst: Was passiert mit mir, wenn ich hineingehe? Und nun merkst du: Das pure Wohlgefühl ist da drinnen zu Hause.

Du musst nichts tun. Du stehst nur da, die Füße sind fest

> auf dem Boden verankert und dein ganzer Körper rekelt und streckt sich, während er warm durchströmt wird.
> Es ist, als ob die Erinnerung zurückkommt: Ach, so kann es sich anfühlen, so ist es, wenn ich ganz gesund bin.
> Du lässt dir Zeit, diese Wohligkeit, die Wärme, die Leichtigkeit, die Beweglichkeit, die jugendliche Kraft zu tanken.
> Und dann sagst du dir in diesem Gebilde: *Ich nehme meine göttliche Ordnung wieder an.*
> Lass das Geschehen so lange du magst auf dich einwirken. Damit sich auch die tiefinnerste Zelle erinnern kann, wer sie ist.
> Voller Dankbarkeit verabschiedest du dich aus deiner göttlichen Urzelle. Und du verneigst dich tief vor dieser größeren Kraft.
> Du kennst ja jetzt den Weg und kannst jederzeit wieder dorthin zurückkehren und dir weitere Heilung holen.
> Mit deinem heilen und regenerierten Körper begibst du dich auf den Heimweg und kommst in deiner Zeit hierhin zurück.

Wir sind angekommen am Ende unserer gemeinsamen Reise: Die Selbstheilungsabsicht ist zur Annahme des Gottesgeschenkes, meines Lebens, geworden.

Heilung und Heilsein ist göttliches Erbe, es ist Geschenk, kein Verdienst. Gnade braucht Bewusstsein. Die Selbstvergessenheit hört auf. Ich muss die Ganzheit sehen können. Krankheit ist dann nur ein Irrtum. Ich muss mich lediglich an die göttliche Ordnung wiedererinnern.

Rüdiger Dahlke schreibt 1990 über das eigentliche Anliegen des Symptoms, dass es uns helfen will, »zur Herrschaft des Heiligen in der eignen Mitte zurückzukehren«, zum Herzen.

Sie müssen nicht alles allein schaffen und selbst bringen. Mit Hingabe und Vertrauen laden Sie den Himmel zu Ihrer Genesung ein. Denken Sie einmal über den folgenden Spruch nach: *»Gott ist immer in uns. Wir sind nur so selten zu Hause.«* Also kommen Sie wieder nach Hause und bleiben Sie öfter dort. Voller Neugier und in Erwartung von Wundern.

Mein Geschenk an Sie war es, Sie zu erinnern, wer Sie sind. Ihr Geschenk an die Welt ist es, mit der Gnade gut umzugehen. Zum Modell zu werden.

Nachklang: Interviews mit Lebenden

Das berühmte Buch der Sterbeforscherin Elisabeth Kübler-Ross *Interviews mit Sterbenden* hat mich zu dem obigen Titel inspiriert. Ich wollte Interviews mit Überlebenden machen. Schließlich war mir dann »überleben« zu wenig, »überleben« klingt immer mühsam, nach so gerade eben es geschafft zu haben. Das war es nicht, ich wollte Interviews mit ehemaligen Patientinnen und Patienten machen, die wieder voll ihr Leben leben. Also Interviews mit lebendigen, lebensfrohen Menschen.

Das Schreiben des Buches hat bei mir viele Erinnerungen an meine Klienten lebendig werden lassen. Es war, als ob sie um mich herum sitzen und mir Tipps geben, zustimmen oder auch schon mal skeptisch blicken: »Kann man das wirklich so sehen, so sagen?« Den ganzen Reichtum der Erfahrungen, die wir miteinander machen durften, hat es mir noch einmal vor Augen geführt.

Als ich dann über den Fallgeschichten saß, wurde meine Neugier immer größer. Wie ist es seit damals bis heute mit ihnen weitergegangen? Wen kann ich noch erreichen? Von vielen hatte ich seit Jahren nichts mehr gehört. Sind sie am Leben? Sind sie gesund?

Was wurde mit dem teilweise wahrhaftig geschenkten Leben gemacht?

Also begann ich zu telefonieren. Die Bereitschaft war unterschiedlich groß: Von »Sie wissen doch, ich rede nicht gerne über Krankheit«, bis zum bereitwilligsten Auskunftgeben über die vergangenen, manchmal 20 Jahre.

Immer konnte ich beruhigen: »Wir werden nicht über die Krankheit sprechen. Ich will mit Ihnen über Ihr Wunder der Heilung sprechen, über die Geschenke des Lebens.« Und wir machten Verabredungen hier im Institut oder einfach in einem Café.

Gerne möchte ich mit Ihnen drei dieser Geschichten teilen. Die Fragen waren für alle die gleichen, die ich in unterschiedlicher Abfolge stellte:

> Wie geht es dir heute?
> Wie lebst du dein Leben?
> Was ist dir noch von unserer Arbeit bewusst?
> Was hat dir dieser Ansatz gegeben?
> Was war anders, was unterscheidet unsere Arbeit von anderen Ansätzen (zum Beispiel in Kuren?)
> Was hat dieser neue Blick auf das Leben nach der Erkrankung bewirkt?
> Was würdest du gerne Menschen in der Erkrankungssituation mit auf den Weg geben?

Interview B.

Lehrerin, zum Zeitpunkt der Operation (1990) 46 Jahre alt, verheiratet, zwei Kinder, Darmkrebs.

Heute 69 Jahre, Gestalttherapeutin, geschieden, zwei erwachsene Kinder, zwei Enkel.

Sie bat mich damals, sie am Tag vor der Operation im Krankenhaus zu besuchen. Sie hatte durch eine Freundin von mir gehört.

»Meine Freundin sagte, du beschäftigst dich sowieso die ganze Zeit im Kopf mit dem Thema, dann gibt es eine Möglichkeit, dich positiv damit zu beschäftigen. Ich bin ohnehin ein Mensch mit vielen Ängsten, wahrscheinlich noch aus dem Krieg. Nur so kann ich mir das erklären, so macht es viel Sinn. Die Möglichkeit, mich positiv mit der Krankheit zu beschäftigen, hatte ich noch nicht in Erwägung gezogen.

Ich erinnere mich noch, wie du ins Zimmer kamst, wie die Sonne kamst du rein. Strahlend und freundlich, so wie man sich freundlich begegnet. Da kam jemand herein, der machte kein Drama daraus. Kein Drama, das konnte ich jetzt gut brauchen.

Du hattest Bachblüten dabei, das weiß ich noch. Haben uns ein bisschen unterhalten. Ich weiß nicht mehr, worüber. Ich weiß nur noch, dass ich ab dem Moment ruhiger wurde. Was du sagtest, das ist bei mir auf sehr fruchtbaren Boden gefallen. Ich war sehr offen dafür. Zu den Bachblüten hatte ich schon länger einen Bezug.

Als du so nach einer Stunde gingst, hatte ich einfach mehr Mut. Ich fühlte mich gestärkt.

So arbeite ich heute auch mit den Menschen.

Aber es gibt da immer ein paar Leute, da kommst du nicht ran. Die sind schon so hoch traumatisiert ...« (Hier folgte die Geschichte einer ihrer Patientinnen.)

Ich frage B. nach ihrer Tochter, weil die Geschichte von der Heilung der Kleinen mich jahrelang beschäftigt hatte.

»Ich weiß, in einer der ersten Therapiestunden erzählte ich damals von meiner kleinen dreijährigen Adoptivtochter, bei der eine Thrombozytopenie, ein bedrohlicher Mangel an roten Blutkörperchen, festgestellt wurde. Und wie ich für sie gebetet und gebetet habe: Lieber Gott, lieber ich, als die Kleine. Sie wurde ohne Medikamente gesund.

Ich bekam meinen Darmkrebs. Der scheint in unserer Familie in hohem Maße genetisch bedingt zu sein, drei Menschen erkrankten schon daran.

Wir arbeiteten nun in den Stunden daran, dass ich meine Erkrankung nicht mit der Genesung der Kleinen zusammenbringen soll. Aber das liegt auch so in unserer Familie, für den anderen etwas übernehmen zu wollen.

Mein Vater hat mich sehr unterstützt, als ich drei Jahre später die Operation meiner Lebermetastasen hatte. Er sagte damals auch: ›Wäre ich froh, wenn ich das statt deiner hätte, ich bin schon alt.‹

Ja, die Lebermetastasen waren ein Jahr später aufgetaucht. Ich war erst zum Operieren zu schwach. Die Operation, Bestrahlung, Chemo, das ganze Programm hatten mich total geschafft.

In der Zeit probierte ich neben den Stunden bei dir viele Alternativen: Akupunktur, makrobiotische Kost, aber nicht zu streng, und versuchte eine Klinik zu finden, wo die Leber schonend operiert werden sollte.

Die Kontrolluntersuchungen machen mich heute noch rappelig.«

Wie hat die Erkrankung dein Leben verändert?

»Das Lebensgefühl ist viel heller, lebendiger geworden. Sicher wechseln sich Hell und Dunkel ab. Die dunklen Löcher sind auch noch da, genauso tief, aber sie halten nicht mehr so lange an. Ich bin einfach froher geworden. Ich habe meinen Boden unter den Füßen wieder gefunden. Spirituell fühle ich mich mehr verbunden, habe auch da meinen Boden gefunden. Bin damals nach Assisi gefahren und fahre seither einmal im Jahr nach Assisi. Das ist, wie einer Vision folgen. Das hat etwas Heiliges, die Erde von Umbrien, dieses Licht. Das alles hat eine ganz große Bedeutung für mich. Ich bin mit meinen kirchlichen Wurzeln wieder positiv verbunden.

Da war immer eine große Suche. Aber ich habe mich nicht so sehr damit beschäftigt. Vor der Erkrankung habe ich immer gedacht: Wenn ich mal Zeit habe, denke ich drüber nach. Nun hatte ich sie bzw. habe sie mir wirklich genommen. Ausgelöst wurde das schon durch die Arbeit hier bei dir. Es begann eine tiefe Reflexion meines Lebens. Als ich hier ankam, hatte der Boden unter meinen Füßen gewankt. So ging es nicht mehr weiter. Ich bekam Mut, nach mir zu schauen, mich wichtig zu nehmen.

Nach der zweiten Operation nahm ich ein kleines Zimmer in der Nachbarschaft, wo ich ein paar Stunden am Tag verbracht habe. Was bin ich außer Mutter und Ehefrau? Zu spüren, was bin ich noch. Mich selber finden. Ja sagen zu mir, herausfinden, wer ich bin. Ich wusste ja gar nicht, wie es weitergeht. Ich habe mir endlich Raum und Zeit für mich genommen.

Ich bekam viel Unterstützung von außen. Suchte mir aber auch Hilfe. Zum Beispiel machte ich vieles bei Thich Nhat Hanh. Lernte Achtsamkeit in meinen Alltag zu bringen, gute Beziehungen im Alltag zu leben, mit meinen Kindern. Aber es war auch richtig, aus meiner Ehe rauszugehen, aus ungesunden Verhaftungen rauszugehen. War bei Christine Schneider und machte Trauer-Seminare mit Jorgos Canacakis.

Mit 53 habe ich dann aufgehört, an der Schule zu arbeiten, habe mich frühpensionieren lassen. Das ist mir überhaupt nicht leichtgefallen, das war ein großer, herber Schritt, denn ich liebte meine Arbeit. Ich weiß nicht, ob ich das noch einmal machen würde. Auch wegen der Rente. Aber ich meinte damals, alles zusammen nicht schaffen zu können: meine Kinder, Raum für mich zu haben und die Schule gut zu machen.

Dann entschied ich mich für die Gestalttherapie-Ausbildung. Dort schaut man wie bei euch auf die Potenziale: Schau, was du kannst, nicht, was du nicht kannst.

Ich bin schon einen sehr eigenen Weg gegangen. Bin so dankbar für mein Leben. Und versuche einiges davon weiterzugeben. Mache viele Begleitungen auch kostenlos, wenn die Leute nicht zahlen können. Ja, ich bin dankbar.«

Was würdest du gerne Menschen in der Erkrankungssituation mit auf den Weg geben?

»Erst einmal sie generell da abholen, wo sie stehen. Ihnen Mut machen. Auch zulassen, wenn jemand gar keinen Mut hat. Auch das zulassen. Das ist nicht einfach auszuhalten. Aber es ist ihr Weg. Mut machen zu dem, was ist. Sie an das Schöne zu erinnern.
Vielleicht meine tiefe Haltung des Dankeschön an sie weiterzugeben.«

Interview M.

Anwalt, zur Zeit der Erkrankung 38 Jahre alt, verheiratet, zwei Kinder, Nierenkrebs, später (1992) kamen Lebermetastasen dazu. Heute 63 Jahre alt, weiterhin im Beruf tätig.

Nach einigem Zögern, bei dem angesprochen wird, dass er nicht mehr über die Krankheit sprechen will, weil es ihn immer zu sehr mitnimmt, verabreden wir uns zum Mittagessen.

Ich empfinde viel Freude, ihn so gesund vor mir zu sehen. Bei ihm ist anfangs ganz viel Vorsicht. Einmal die Angst, im Buch zu erscheinen und womöglich erkennbar zu sein. Aber später kann ich sein Zögern, überhaupt über die Krankheit sprechen zu wollen, gut verstehen: Details rühren ihn immer noch tief an.

Ich erzähle von anderen Patienten und der Möglichkeit des zelltiefen Löschens dieser immer noch schmerzenden Erfahrung. Erzähle, dass man die Resonanz mit dem Geschehen löschen kann.

Von Löschen will er nichts wissen. Er möchte diese Erfahrung nie missen. Ich kann erklären, dass es nur um die Löschung der Resonanz mit den alten Schmerzen geht, dass die Erfahrung und die Erinnerung bleiben, nur nicht mehr angst- und kummerbesetzt sind.

Ich erwähne, wie sehr es mich berührt hatte, dass er für seine Kinder damals Audiokassetten aufgenommen hatte, damit sie ihn später noch hören könnten. Damals, als die medizinischen Befunde immer aussichtsloser wurden. Er kann das heute nicht als bewusste Vorbereitung für den Abschied sehen.

Als wir zu unseren eigentlichen Fragen kommen, wird seine Erzählung so lebendig, findet er so schöne Worte, spricht so poetisch über das neue Leben, dass ich sehr bedaure, es nicht aufnehmen zu können, und nur zum Teil in wörtlicher Rede wiedergeben kann. Aber ich will ihn zu nichts drängen.

Er spricht vor allem vom ersten halben Jahr, nachdem er medizinisch austherapiert war, nach dem schon oben beschriebenen Loslassen (Seite 156 »Wenn Loslassen Freiraum für Wunder schafft«).

»Ich bin ins Leben gekommen. Ein ganz neues Lebensgefühl hatte mich erfasst, ein neuer Abschnitt hatte begonnen. Wir suchten uns sofort ein neues Haus, das alte hatte mir nicht gutgetan. Schon als wir dort einzogen, spürte ich im ganzen Körper ein Kribbeln, wenn ich im Bett lag. Später habe ich mich wohl daran gewöhnt. Aber ich wollte die kleinen Kinder keiner Gefahr aussetzen.« (Eine große Hochspannungsleitung führte direkt über das Haus.) Die Familie fand ein neues Haus, ganz in Waldnähe. »Mir gefällt es, die Spaziergänger sonntags an uns vorbeilaufen zu sehen. Ich habe alles neu gesehen, die Blumen, meine Umgebung. Vor allem habe ich viel Zeit mit den Kindern verbracht.«

Wir sprechen über seine gute Ehe, die durch alle schweren Zeiten getragen hat, über die Freude seiner Frau, ihn genesen zu sehen. Es werden in diesem ersten halben Jahr große Anschaffungen gemacht. Die berufliche Situation wird durch einen Umzug des Büros erleichtert, es ist mehr freie Zeit zur Verfügung. Er führt sein Leben so gar nicht wie jemand, der eventuell nur noch kurze Zeit zu leben hat.

Er erinnert sich, dass ich während einer unserer Therapiestunden von einem anderen Patienten erzählte: Ein Mann mit Magenkrebs wollte den schon länger bestellten Mercedes abbestellen. »Was soll meine Frau damit? Die will und kann so einen großen Wagen nicht fahren.« Ich sagte jenem Patienten damals: »Aber ich kann hören, wie viel Freude es Ihnen machen würde, das Auto zu haben. Es ist doch eigentlich egal, was Ihre Erben dann damit machen. Selbst wenn Sie ihn nur noch sechs Wochen fahren sollten.« Er kaufte das Auto und hat inzwischen einige andere Modelle besessen!

»Diese Geschichte hat mich unheimlich beeindruckt«, sagte M. während unseres Treffens. »So muss man leben. Im Moment.«

Sein Resümee lautet: *Glücksmomente muss man haben und sehen, um weiterzumachen.*

Was war wichtig: »*Ich habe eine bedeutsame Entscheidung für das Leben getroffen.*«

Bei der letzten Frage: »Was würden Sie gerne anderen Menschen in der Erkrankungssituation mit auf den Weg geben?«, dachte er lange darüber nach, ob er sein »Wunder« weiterhin geheim halten will. Ich hatte ihm mit Beispielen zeigen können, wie wichtig diese große Erfahrung für andere Patienten in seinem Umfeld sein könnte.

Ich glaube, es war für uns beide ein herzwärmendes Treffen – und nicht nur, weil ich an einem schönen Platz zu einem guten Essen eingeladen wurde.

Interview C.
Lehrerin, 59 Jahre alt zur Zeit der Operation im Jahre 2001, verwitwet, eine Tochter, Brustkrebs.

»Die Diagnose war ein Schock. Ich hatte Bauchweh und ging zur Frauenärztin mit der Idee, vielleicht ist irgendwas mit den Eierstöcken. Die Ärztin machte die ganze Routineuntersuchung und hat dabei auch die Brust abgetastet. Ich kam gar nicht zum Nachdenken, schon lief die ganze Maschinerie an. Im Krankenhaus kam auch eine Frau ehrenamtlich ans Bett, sie hatte wohl mit den Krebspatienten zu tun. Aber ich erinnere mich an nichts mehr davon.

Zu Hause hörte ich von euch durch eine Nachbarin, die dich als Dozentin kannte.

So kam ich bereits nach vier Monaten in euer Programm. ›Ordnungen der Liebe im Körper wieder herstellen‹, hieß es.

Ich war ziemlich fertig nach Chemo und Bestrahlungen. Erst im Nachhinein habe ich den Zusammenhang verstanden, warum meine Energie so heruntergefahren war, bereits vor der Erkrankung. Meine Mutter war im gleichen Jahr gestorben. In der Zeit davor hatte ich mich ziemlich übernommen mit all den weiten Fahrten. Es war einfach zu viel, neben meiner Arbeit.«

Was ist dir noch von unserer Arbeit bewusst?

»Ich erinnere mich an die erste Engelkarte, die ich in der Gruppe zog: ein Engel mit Füllhorn ›Wohlstand‹. Das konnte ich in jeder Beziehung gut brauchen.

Den Anfangssatz, der auf der Flipchart stand, weiß ich bis heute: ›Die Seele blüht durch Dankbarkeit.‹ Das hat mich auf den Weg gebracht. Bei allem Kummer, zum Beispiel dass sich meine Tochter ausgerechnet während meiner Krebserkrankung überhaupt nicht um mich kümmerte, von der Krankheit nichts wissen wollte und im Gegenteil mich so herausforderte, dass ich so verletzt war.

Es wurde nun alles bearbeitet, ich konnte es stehen lassen oder annehmen. Ich konnte nun verstehen, dass sie so viel Angst hatte, mich auch noch zu verlieren. Die Kränkung konnte heilen. Allein gelassen zu werden war ja immer mein Thema: Vom Vater [der fiel im Krieg, als die Patientin zwei Jahre alt war], vom Ehemann [durch Freitod], die Mutter gerade gestorben und nun der Rückzug meiner Tochter. Alles fiel auf die gleichen alten Erfahrungen. Ich konnte auch sehen, dass meine Tochter ja auch ohne Vater groß werden musste. Diese Duplizität der Ereignisse.

Schon nach dem Tod meines Mannes [vor über 30 Jahren] hatte ich Therapie gemacht. Damals in einer der ersten Encounter-Gruppen in Köln.

Aber ich war immer weiter auf der Suche gewesen. Nun machte ich neue Erfahrungen mit mir. Unsere Arbeit hat mich dazu gebracht, eine neue Lebensform zu wagen, ich habe dann bald den Beginenhof mitgegründet. Das Wagnis und das Geschenk, in Gemeinschaft zu leben, haben mich stark gemacht. Ich bin nun gezwungen, in jeder Weise mehr über den Tellerrand zu blicken.

Der Kurs hat mich vor allem auch körperlich auf den Weg gebracht. Es war ein Aha-Erlebnis: Guck mal, was dein Körper sagt. Diese Hauptidee: Immer wieder zu fragen, was brauche ich, was tut mir gut. Seither bin ich in Kommunikation mit mir. Es hört nie auf und es ist immer noch so spannend.«

Was hat sich in deinem Leben geändert?

»Ich lernte und traute mich, mich zu zeigen. Vorher war ich immer so zurückhaltend. Es war wie ein großes Aufräumen in meinem Leben. Es war erst gar nicht so, dass es mir nur gut gegangen wäre. Es war nicht nur einfach. Puh, die alten Traumen anzugucken. Habe immer was weggeschafft, ausgeräumt. Nicht länger Schuldgefühle zu haben [wegen des Ehemannes], auch das wurde leichter. Ich bin immer tiefer gegangen, und es kam immer mehr

Heilung dazu. Ich konnte mein Herz wieder öffnen. Es entstand immer mehr Klarheit, was ich will.

Beziehungen änderten sich. Ich habe mit meinem Bruder eine neue, schöne Ebene gefunden. Wir haben beide unser Eigenes entdeckt, und das hat uns wieder miteinander verbunden, wir haben wieder etwas miteinander zu reden, haben mehr Verständnis füreinander.

Es ist ja nun nicht so, dass ich jetzt ein total gesundes Leben führe. Etwa mit dem Essen. [Wir müssen beide lachen, als alte Genießerinnen.] Aber viel wichtiger ist es für mich, das Herz zu öffnen und eine andere Art von Gesundheit reinzulassen.

Die Erkenntnis, dass ich einen Draht nach oben habe, dass es Spiritualität jenseits von Religion gibt, bestimmt mehr und mehr mein Leben. Ich habe für mich passende Vokabeln gefunden. Kirche mag ja ganz gut sein, aber mir tut sie nicht gut. Nun kann ich in der Gruppe sogar den Iona-Heilungssegen mitbeten und sagen: ›Geist des lebendigen Gottes, du bist hier bei uns anwesend. Tritt ein in den Körper von … und heile alles, was der Heilung bedarf, Körper, Geist und Seele. In Jesu Namen. Amen.‹ Dieser Segen war etwas ganz Zentrales. Das ist mir tief unter die Haut gegangen, wir waren ja alle Betroffene in der Gruppe. Das Herz zu öffnen und die Heilkräfte einfach hereinzulassen. Das habe ich einfach glauben können. Das war so jenseits von Religion. Ich brauchte die neuen Vokabeln und die Erfahrung damit.

Die erste Gruppe war der Anfang einer spirituellen Entwicklung bei mir. Natürlich war ich schon vor der Erkrankung auf Sinnsuche, aber nicht so explizit. Sicher ist dieses Alter auch eine Lebensphase, in der man nach dem Sinn des Lebens schaut.

Aber auch, was ich mit meinem restlichen Leben anfangen will, konnte ich herausfinden. Dann hat mich die Psychosynthese gepackt, und ich habe die ganzen Ausbildungen gemacht. Die flossen sofort in meine Arbeit ein, in meine Supervisionen, die ich

für Kollegen gab. Jetzt habe ich das Gefühl, ich habe auch in unserer Wohn- und Lebensgemeinschaft viel zu geben.
Ich wage mich hinaus.
Ich habe mir immer mehr Zeit für mich genommen. Habe ich mich vorher nicht so getraut.«

Was war bei uns anders als die Begleitung in der Reha?

»Hier war der Umgang mit der Krankheit so selbstverständlich. Ich war weder bedauernswert, noch war es ein Stigma oder Mysterium, Krebs zu haben. Alles wurde offen beim Namen genannt. Das war sehr direkte Lebenshilfe. Ich blieb nicht im eigenen Sumpf stecken. Durch den liebevollen Umgang miteinander wurde ich ganz offen. Es geschah auch Öffnung nach oben. Schmerz wurde oft regelrecht weggebrannt.«

Wie würdest du heute als Therapeutin die Arbeit mit Patienten umsetzen, was würdest du Patienten mit auf den Weg geben?

»Ich würde in erster Linie wünschen, dass sie eine gute Begleitung finden. Hier natürlich euch empfehlen. Siehst du, ich denke immer noch nicht an mich zuerst. Ich würde sie mit tiefstem Respekt ihren eigenen Weg gehen lassen. Sie den Respekt vor der eigenen Heilkraft lehren. Ihre eigenen Kräfte wecken helfen. So ein wenig schamanistisch. Von mir erzählen, was mir selbst gutgetan hat, dass ich mich auf den Weg gemacht habe. Wenn die das hören wollen. Ihnen sagen, dass es ein lebenslanges Lernen ist. Ich bin immer noch auf dem Lernweg.«

Gemeinsamkeiten in den Interviews

Die Interviews, genau wie die vielen Fallgeschichten im Buch, vermitteln viele Einsichten in die Chancen, die eine Krebserkrankung bei allem Kummer in sich birgt. Die Chance des Lernens, die Chance des Wachsens in eine gesunde Richtung, des Reifens in die Seelenabsicht, immer mehr zu dem zu werden, wozu ich gedacht bin. Auch die Spiritualität hatte neuen Ausdruck, neue Wege gefunden.

In zweien der Interviews war der gute, frühe Start der Arbeit zu erkennen, der schon bald zu Zuversicht, Mut und Selbstvertrauen führte. Bei einem Patienten, der erst circa zwei Jahre nach Ersterkrankung zu mir kam, ist immer noch tiefer Schmerz zu spüren.

Der Kurs und/oder die Einzelstunden hatten den Boden bereitet, Anregungen gegeben und bei der Suche nach neuen Aufgaben oder sogar der Lebensaufgabe geholfen. Die beim ersten Besuch gestellte Frage: »Wofür wollen Sie weiterleben?«, konnte ganz neu beantwortet werden. Bei jedem fand ich viel soziales Engagement, den Wunsch, die Geschenke des Lebens weiterzugeben.

Wenn wir den Boden bereitet hatten, konnte jeder den eigenen Weg finden, der oftmals nicht unbedingt meiner war. Die jeweils ganz persönlichen Wege hatten viel mit neuen Aufgaben, neuer Arbeit zu tun. Sigmund Freud bezeichnete vor langer Zeit Arbeit und Liebe als die Garanten für psychische Gesundheit. Ich glaube, die beiden sind auch die Garanten für körperliche Gesundheit.

Mir wurde in den vielen Jahren immer deutlicher bewusst, wie oft der Wegfall eines dieser elementaren Faktoren den letzten Anstoß zur Erkrankung gab.

Die wachsende Selbstwertschätzung scheint automatisch zur Wertschätzung anderer zu führen.

Es kam in den Interviews ganz viel die Würdigung für die Wege der anderen vor. Ihnen die Freiheit zu lassen, ihren Weg zu gehen, sie nicht zu beeinflussen, keine guten Ratschläge zu erteilen war den ehemaligen Patienten wichtig. Einfach da zu sein und weiterzugeben, was sie selbst erlebt hatten.

Die Bachblüten im Interview von B. – es war ein Rescue-Remedy-Fläschchen – erinnerten mich, dass ich immer etwas dabeihatte, wenn ich die Patienten zum ersten Mal traf: rundgewaschene, wunderschöne, kleine Steine von meiner schottischen Lieblingsinsel Iona, kleine Medaillen aus der Kapelle »Unserer Lieben Frau von der Wundertätigen Medaille« in der Rue du Bac in Paris, kleine Engelskarten. Oft wurden mir die Schätze noch nach Jahren gezeigt: »Das begleitet mich seither [im Geldbeutel, an der Halskette], es hat mir Glück gebracht und gibt mir Kraft.« Die kleinen Erinnerungen waren wie Boten der Hoffnung: Alles ist gut.

Unsere Kinderseele braucht Bilder, braucht Kraftsymbole, braucht etwas zum Festhalten und Erinnern. Die Symbole werden zu Strohhalmen der Rettung.

Mein schönstes Erlebnis war, als ich eine Frau in Berlin am Krankenbett besuchte und ihr einen meiner grünen Steine überreichte. Sie sagte mir sofort, dass sie Geologie-Professorin sei, und wusste ganz viel zu diesem Stein zu erzählen und dass die Steine der Insel Iona zu den ältesten der Welt gehören. Welch schöner Zufall für uns beide. Sie schrieb mir Jahre später, wie dieser »Zufall« sie in ihrem Glauben an ihre Gesundung bestärkt habe.

Die Interviews waren recht unwillkürlich ausgesucht. Ich hatte mir erst spät überlegt, sie zu machen, und widmete mich denjenigen der ehemaligen Patienten, die am schnellsten Zeit hatten. Und trotzdem denke ich, sie stehen exemplarisch für viele, viele meiner Patienten, die ihr Leben neu gewonnen haben.

Nun hoffe ich, dass Henri Nouwen in seinem Buch *Seeds of Hope* (Samen der Hoffnung) recht hat, wenn er sagt: »Schreiben ist wie Brot und Fische, die du auszuteilen hast, darauf vertrauend, dass sie sich durch das Geben vermehren.«

Anhang

Literaturhinweise

Alex, Kristine (2011): Mein Körper erinnert sich. Symptomaufstellungen lassen Gefühle sprechen. Verlagshaus Alex, Gollenshausen.

Bauer, Joachim (2004): Das Gedächtnis des Körpers. Wie Beziehungen und Lebensstile unsere Gene steuern. Piper, München.

Bauer, Joachim (2007): Warum ich fühle, was du fühlst. Intuitive Kommunikation und das Geheimnis der Spiegelneurone. Heyne Verlag, München.

Brode, Kristina (1993): Systemische Krebsnachsorge. Evaluation eines Lern- und Motivationsprogramms. Verlag für Wissenschaft, Forschung und Technik, Wermelskirchen.

Brode, Kristina (2010): Bewusstseinswandel und körperliche Heilung. Gestern-Heute-Morgen. In: Sich dem Leben öffnen. Pioniere und Pionierinnen der Psychosynthese, Bd. 1, Hrsg. Barbara von Meibom. Deutsche Psychosynthese Gesellschaft.

Brode, Kristina (2012): Psychosynthesis in Coping with Cancer and Dying. In: Int. Journal of Psychotherapy, Special Issue: Roberto Assagioli & Psychosynthesis. Vol. 16, Nr. 2 July 2012.

Caddy, Eileen (1998): Hör mit den Ohren der Liebe und sprich mit ihrer Stimme. Aurum Verlag, Braunschweig.

Damasio, Antonio R. (2004): Descartes' Irrtum. Fühlen, Denken und das menschliche Gehirn. List Verlag, Berlin.

Dilts, Robert B., Tim Hallbom & Suzi Smith (1991): Identität, Glaubenssysteme und Gesundheit. Junfermann, Paderborn.

Dönges, Sascha & Catherine Brunner-Dubey (2005): Psychosynthese für die Praxis. Grundlagen, Methoden, Anwendungsgebiete. Kösel Verlag, München.

Duprée, Ulrich E. (2010) Heile dich selbst und heile die Welt. Zenit und Nadir Verlag.

Ferrucci, Piero (18. Auflage 2011): Werde was du bist. Selbstverwirklichung durch Psychosynthese. Rororo Verlag, Reinbek.

Fischer, Gottfried (2004): Neue Wege aus dem Trauma. Erste Hilfe bei schweren seelischen Belastungen. Walter Verlag, Zürich.

Foos-Graber, Anya (1991): DEATHING. Den Tod bewusst erleben. Knaur Verlag, München.

Grof, Stanislav (2003): Kosmos und Psyche. An den Grenzen des menschlichen Bewusstseins. Fischer Verlag, Frankfurt.

Gyger, Pia (2006): Hört die Stimme des Herzens. Kösel Verlag, München.

Hüther, Gerald (2004): Die Macht der inneren Bilder. Wie Visionen das Gehirn, den Menschen und die Welt verändern. Verlag Vandenhoeck & Ruprecht, Göttingen.

Hüther, Gerald (2005): Die neurobiologische Verankerung traumatischer Erfahrungen. Vortrag in Wien (CD GLE05-Sa 1C Audiotorium)

Hüther, Gerald (2009): Ohne Gefühl geht gar nichts! Worauf es beim Lernen ankommt. Vortrag in Freiburg. (CD 2198C Audiotorium)

Klippel, K. F. (2003): Die Macht des Wortes in der Onkologie. Beeinflussen Emotionen unsere Gene? Vortrag auf dem Kongress der Deutschen Gesellschaft für Onkologie.

Lipton, Bruce H. (2009): Intelligente Zellen. Wie Erfahrungen unsere Gene steuern. Koha Verlag, Burgrain.

Moody, Raymond A. (1977): Leben nach dem Tod. Rowohlt Verlag, Reinbek.

Myss, Caroline (2000): Chakren – die sieben Zentren von Kraft und Heilung. Knaur Verlag, München.

Nöcker, Rose-Marie (1992): Lichtkost. Gemüse und Gemüsesprossen. Die sanfte Energie des Ungekochten. Heyne Verlag, München.

PASQOC Studie (2003): Patient Satisfaction and Quality of Life in Oncological Care. Studie der Deutschen Krebsgesellschaft zur Patientenzufriedenheit.

Popp, Fritz-Albert (2011): Die Botschaft der Nahrung. Zweitausendeins Verlag, Frankfurt a. M.

Popp, Fritz-Albert & Volkward Strauss (1979): So könnte Krebs entstehen. Biophysikalische Zellforschung. Hoffnung für Millionen? Fischer TB-Verlag, Frankfurt a. M.

Rossi, Ernest (2001): 20 Minuten Pause. Wie Sie seelischen und körperlichen Zusammenbruch verhindern können. Junfermann Verlag, Paderborn.

Schulz von Thun, Friedemann (1998): Miteinander reden. Bd. 3. Das »Innere Team« und situationsgerechte Kommunikation. Rowohlt Verlag, Reinbek.

Seligman, Martin (1979): Erlernte Hilflosigkeit (Helplessness). Verlag Urban und Schwarzenberg, München.

Simonton, O. Carl, St. Matthew-Simonton & James Creighton (2007): Wieder gesund werden. Eine Anleitung zur Aktivierung der Selbstheilungskräfte für Krebspatienten und ihre Angehörigen. Rowohlt Verlag, Reinbek.

Simonton, O. Carl (1993): Auf dem Wege der Besserung. Schritte zur körperlichen und spirituellen Heilung. Rowohlt, Reinbek.

Spezzano, Chuck (2006): Karten des Lebens. Lebensgeschichten erkennen und heilen. Verlag Vianova, Petersberg.

Stauffer, Edith R. (1987): Unconditional Love and Forgiveness. Triangle Publishers, Burbank, USA.

Steindl-Rast, David (1992): Die Achtsamkeit des Herzens. Ein Leben in Kontemplation. Goldmann Verlag, München.
Steiner, Gabrielle (1997): »Spielend wachsen – Integration frühkindlicher Anteile.« (Unveröffentlichte Abschlussarbeit in Therapeutischer Psychosynthese. Circadian Institut)
Tausch, Anne-Marie (1981): Gespräche gegen die Angst. Rowohlt Verlag, Reinbek.
Tipping, Colin, C. (2006): Ich vergebe. Der radikale Abschied vom Opferdasein. Kamphausen Verlag, Bielefeld.
Tolle, Eckart (2000): Jetzt! Die Kraft der Gegenwart. Kamphausen Verlag, Bielefeld.
Zink, Jörg (1979): Was bleibt, stiften die Liebenden. Kreuz Verlag, Stuttgart.
Zulley, Jürgen & Barbara Knapp (2009): Unsere Innere Uhr. Natürliche Rhythmen nutzen und der Non-Stop-Belastung entgehen. Mabuse Verlag, Frankfurt a. M.
zur Bonsen, Matthias & Carole Maleh (2001): Appreciative Inquiry (AI): Der Weg zu Spitzenleistungen. Beltz Verlag, Weinheim.

Liste der Blitzhilfen und Übungen

Blitzhilfen
1. Schockgriff   13
2. Tresorübung   18
3. Schutzhülle   19
4. STOPP – Gedankenkontrolle   22
5. Kinesiologischer Muskeltest   27
6. Auftanken durch gelenkten Atem   31

Übungen
1. Ich komme bei mir an (geführte Tiefenentspannung auf CD)   36
2. Meine Angst herausfiltern   38
3. Meine größte Hoffnung – meine größte Angst   41
4. Der Tagesrückblick   56
5. Mein Inneres Theater (auf CD)   58
6. Erweiterter Tagesrückblick auf die Teilpersönlichkeiten   63
7. Mein Leitmotiv – ein Leidmotiv? (auf CD)   65
8. Inneres Kind befragen   72
9. Wertschätzende Befragung (AI)   77
10. Mein Stammbaum   79
11. Waagetest   86
12. Umwandlung von negativen Selbstannahmen   93
13. Puderzuckerübung   99
14. Vergebungsritual   108
15. Selbstvergebung   113
16. Das Glückstagebuch   113
17. Erinnerungsübung: acht schöne Erlebnisse   127
18. Thronsaalübung   130
19. Sich selbst ins Herz nehmen   136
20. Mein innerer Tempel (auf CD)   139
21. Den Ruf verstehen   146

22. Kreuzübung 152
23. Was macht Sinn in deinem Leben? 163
24. Brief vom Höheren Selbst 164
25. Schatzkarte 173
26. Mein höchstes Ziel im Leben 174
27. Die kleine Schatzkammer hinter meinem Herzen 176

Hinweise zu den Übungen

Die Übungen wurden zum größten Teil von mir entwickelt oder entstammen der großen Schatzkiste der Psychosynthese. Wenn mir die Urheber bekannt sind, nenne ich sie.
Ich habe für die Übungen die »Du-Form« gewählt, weil das Unbewusste mit Formalien nicht viel anfangen kann. Wenn ich im Buch meistens Frauen anspreche und die weibliche Form benutze, so ist es deshalb, weil circa 98 % meiner Patienten Frauen waren.

Wozu dienen die Übungen?
Oberstes Ziel ist es, den Zugang zu den Quellen von Gesundheit zu entdecken.
Die erwarteten Ergebnisse sind:
> ein neues kraftvolles Selbstbild
> Achtsamkeit im Umgang mit sich selbst
> neues Sehen der Geschenke des Lebens
> die Bedeutung der Würdigung der eigenen Lebensleistungen in den Vordergrund stellen

Dazu werden Hindernisse, wie untaugliche Bewältigungsmuster, entfernt, die Selbstabwertung wird gestoppt. Die Krankheit kann als Herausforderung angesehen werden.
Sie legen einfach die Ziellinie in Ihrem Leben höher.
Sie wissen wieder: Ich muss mir das Gute nicht verdienen, es ist mein göttliches Erbe.

Wie wird geübt?
Gönnen Sie sich für die Übungen Ruhe und Zeit in einem ungestörten Raum. Bringen Sie sich durch Beobachtung Ihrer Atmung in leichte Entspannung. Vertrauen Sie mehr und mehr den vor Ihrem inneren Auge auftauchenden Bildern. Nehmen Sie an, was

kommt, auch wenn Sie es noch nicht verstehen sollten. Geben Sie Ihrem Unbewussten Zeit, Bilder zu produzieren, und nehmen Sie sie liebevoll zur Kenntnis.

In dieser leichten Entspannung ist es möglich, dass Sie immer wieder auftauchen, um sich Notizen zu machen, und dann zurück in die Übung gehen. Lernen Sie einen spielerischen Umgang mit dem Unbewussten zu pflegen, lernen Sie ihm zuzuhören und zu vertrauen.

Was ist zu beachten?

Lesen Sie sich die Übungen immer erst durch und beginnen Sie mit den Übungen, die Ihnen gefallen und Ihnen Freude machen. Einige Übungen habe ich auf CD gesprochen. Diese Führung von außen macht es Ihnen am Anfang leichter und bringt Sie problemloser zu Ihren inneren Antworten.

Bereitet Ihnen eine Übung irgendeine Art von Unbehagen, lassen Sie sie beiseite. Geben Sie sich nur der Entspannung hin (Nr. 1 auf der CD). Ihre Seele braucht Zeit und hat ihre eigene Zeit. Gehen Sie sanft und liebevoll mit sich um. Und übernehmen Sie auch hier Verantwortung für Ihr eigenes Wohlbefinden.

Dank

Ich möchte mich an dieser Stelle bei allen bedanken, die dieses Buch ermöglichten.

An erster Stelle bei meinen Patientinnen und Patienten für ihr Vertrauen und ihre Offenheit, für die wieder erwachte Lebensfreude und ihren Humor.

Meiner Tochter Gabrielle Steiner danke ich, dass sie mich vor allem in den Zeiten des Schreibens und Zweifelns getragen und ertragen hat. Und dass sie mit ihrem großen Herzen und ihrer Liebe die Psychosynthese weiter in die Welt trägt.

Meiner Freundin Susanne Gruß, die diese Krebsarbeit in Berlin weitergibt, danke ich für ihre warme menschliche und fachliche Unterstützung.

Dank an Frau Dr. Gertrud Demmler, die an mich geglaubt hat und der ich die Projektarbeit im Krankenhaus in Berlin verdanke. Dort bekam ich die Möglichkeit, mit großen Patientenzahlen meinen Ansatz zu verwirklichen.

Wulfing von Rohr, der mein großer Motivator wurde, danke ich, dass er mich zur Umsetzung dieses Schreibprojektes ermutigte.

Die Autorin

Dr. päd. Kristina Brode, Psychoonkologin, ist in den frühen 80er-Jahren nach einer Krebserkrankung in der eigenen Familie auf die Suche nach hilfreichen Menschen, Institutionen und Methoden zur Bewältigung der Sterbeangst bei Krebspatienten gegangen.

Die Suche mündete nach vielen Aus- und Fortbildungen 1986 in der Gründung eines eigenen Institutes (Circadian Institut für Systemische Körperintegration, getragen von einem gemeinnützigen Verein) und der Entwicklung der »Systemischen Krebsnachsorge« (SYSPEP®: einem salutogenetisch, psychoedukativen Krebsnachsorge-Programm).

»*Gesundsein ist lernbar*« wurde zur Devise in ihrer Arbeit mit Kranken und Gesunden, Lehrern, Managern und Ärzten.

Ihre Dissertation in der Heilpädagogik im Rahmen der klinischen Psychologie hat sich mit dem Thema »Systemische Krebsnachsorge« befasst, einem von der Autorin völlig neu begründeten Gebiet.

In ihrer Tätigkeit als Psychoonkologin am Brustzentrum des Ev. Waldkrankenhauses in Berlin-Spandau installierte Dr. Brode von 2005 bis 2009 ihr Programm der »Systemischen Krebsnachsorge« und führte es mit mehr als 1500 Patienten durch.

Zwei wissenschaftliche Untersuchungen (Universität Köln 1993, Universität Jena 2008) bestätigten die Wirksamkeit des Programmes, das auf den Methoden der Psychosynthese basiert. Mehrere Tausend Menschen kamen zurück in ihre Kraft und Lebensfreude.

Damit die Methode jedem zugänglich wird, der entweder selbst an einer chronischen Krankheit leidet oder Angehöriger ist, ist dieses Buch entstanden.

Kontakt

Kristina Brode betreut ihre Patienten in eigener Praxis mit individueller Einzelarbeit, systemischer Krebsnachsorge in Gruppen und Organaufstellungen.

Das Circadian Institut widmet sich neben der Psychoonkologie vorwiegend der angewandten *Psychosynthese* und bietet auf europäischer Ebene anerkannte Aus- und Fortbildungen in diesem Bereich an. Die Autorin wirkt aktiv als Dozentin und an der Erarbeitung von Curricula zur Psychosynthese-Ausbildung europaweit mit.

Dr. Brodes Beitrag auf der Psychosynthese-Weltkonferenz in Rom im Juni 2012 als Referentin und Key Note-Speaker finden Sie unter: http://vimeo.com/49010801

Informationen zu Kursen und Einzelarbeit: www.circadian.de

Persönlich erreichen Sie Dr. Brode unter dr.brode@t-online.de

Weitere CDs der Autorin mit geführten inneren Reisen zum *Gesundheitslernen*:
Nachhause kommen zu mir. Eine wohltuende Tiefenentspannung.
Wege der Heilung. Eine meditative Reise zu Selbstliebe
Rückkehr zur Quelle. Eine meditative Lebensreise zu Ihren Ursprüngen.
Rückkehr zum Heiligen in der eigenen Mitte. Meine Seele sprechen lassen.
(alle CDs erhältlich bei der Autorin)

Was man über das Sterben, Wiederbelebung und »Nahtoderlebnis« wissen sollte

Dass Herz steht still, die Atmung setzt aus, das Gehirn arbeitet nicht mehr ... der Mensch ist tot. Aber ist es wirklich so einfach? Ist der Tod wirklich ein einziger, klar definierbarer Moment, in dem alles unwiderruflich zusammenbricht? Nein, das Sterben ist ein Prozess – eine Rückkehr ins Leben ist oftmals noch möglich! Und das Wort »Nahtoderlebnis« ist eine unbeholfene Umschreibung dessen, was zahlreiche Menschen erfahren haben: die entscheidende Weichenstellung für ein neues Leben ...

Mehr über unsere Bücher:
www.scorpio-verlag.de

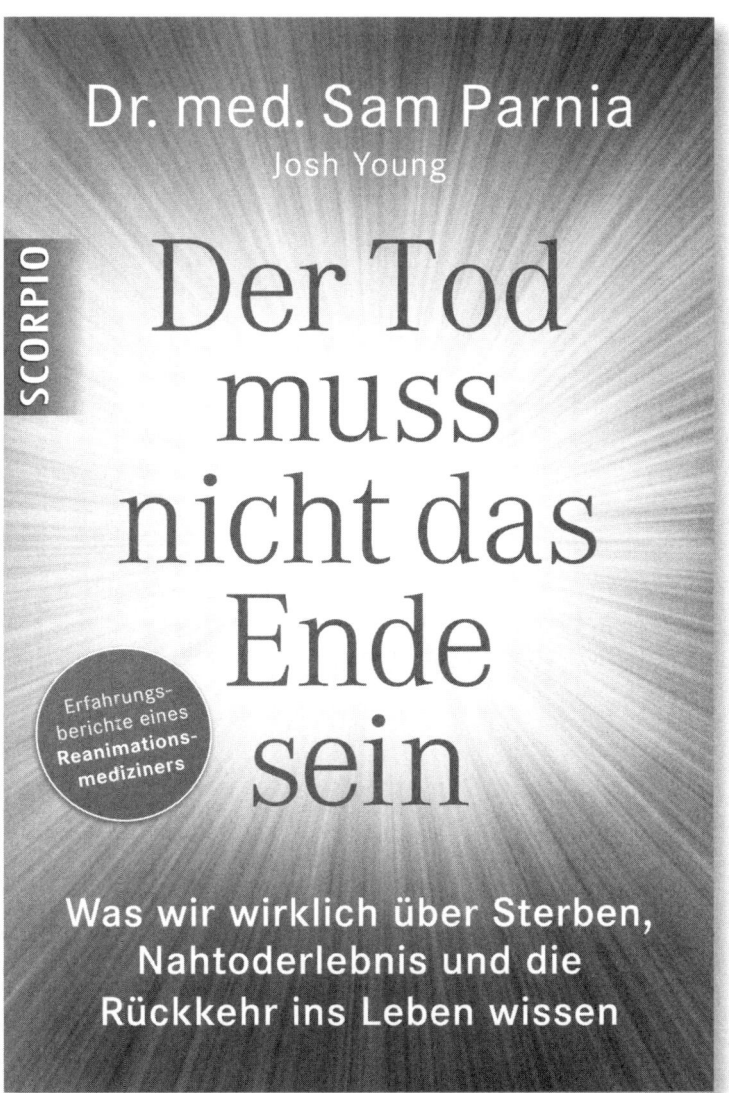

400 Seiten, gebunden mit Schutzumschlag
ISBN 978-3-943416-36-7